沃米教育
WOMI EDUCATION

新大纲全拆解
国家执业药师职业资格考试

# 必背关键词 中药

U1017078

主　编　沃米医学药师编写组
编　者　刘龙娟

## 三科一本通

中药一/中药二/中药综

背多分

哈尔滨工业大学出版社
HARBIN INSTITUTE OF TECHNOLOGY PRESS
HITP

**图书在版编目(CIP)数据**

必背关键词.中药/沃米医学药师编写组主编.哈尔滨:哈尔滨工业大学出版社,2025.7.—(国家执业药师职业资格考试系列丛书).—ISBN 978-7-5767-2070-9

I.R9

中国国家版本馆CIP数据核字第2025TR6501号

必背关键词(中药)

BIBEI GUANJIANCI (ZHONGYAO)

策划编辑 李艳文 范业婷
责任编辑 孙 晶
出版发行 哈尔滨工业大学出版社
社 址 哈尔滨市南岗区复华四道街10号 邮编 150006
传 真 0451-86414749
网 址 http://hitpress. hit. edu. cn
印 刷 天津市蓟县宏图印务有限公司
开 本 880 mm × 1 230 mm 1/32 印张 7 字数 195千字
版 次 2025 年 7 月第 1 版 2025 年 7 月第 1 次印刷
书 号 ISBN 978-7-5767-2070-9
定 价 99.00元

# 目录

CONTENTS

## 中药学

### 专业知识一



考点 1：

五味：

| 五味 | 作用特点 | 不良作用 |
| --- | --- | --- |
| 酸、涩 | 能收、能涩，有收敛、固涩作用 | 多收敛邪气，凡邪未尽之证慎用 |
| 苦 | 能泄、能燥、能坚 | 多伤津、伐胃，津液大伤及脾胃虚弱者不宜大量用 |



（一）鉴定术语

| 关键词 | 秒选 |
| --- | --- |
| 星点 | 大黄 |
| 云锦状花纹 | 何首乌 |
| 罗盘纹 | 商陆 |



考点 1：

药性理论的主要内容：

四气、五味、升降浮沉、归经、有毒无毒等。

考点 2：

四气的治疗作用：

治疗作用

①寒凉性药物具有的作用是清热、泻火、凉血、解热毒等。

②温热性药物具有的作用是温里散寒、补火助阳、温经通络、回阳救逆等。

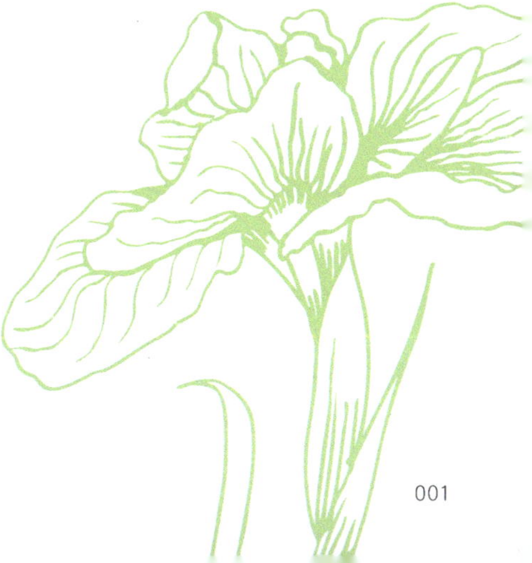

# 中药学

## 专业知识二

### 01 速记口诀 /088

**考点 1：**

麻黄：发汗解表、宣肺平喘、利水消肿。

口诀：蚂蟥在水中喘。

**考点 2：**

修订

香薷：发汗解表、化湿和中、利水消肿。

### 02 关键词 /109

**（一）单味药**

| 关键词 | 秒选 | 关键词 | 秒选 |
| --- | --- | --- | --- |
| 太阳头痛 | 羌活 | 项背强痛 | 葛根 |
| 巅顶头痛 | 藁本 | 目珠夜痛 | 夏枯草 |
| 寒湿头痛 | 川乌 | 阳值痰核 新增 | 麻黄 新增 |

### 03 一句话考点 /114

**考点 1：辛温解表剂（治疗风寒感冒）**

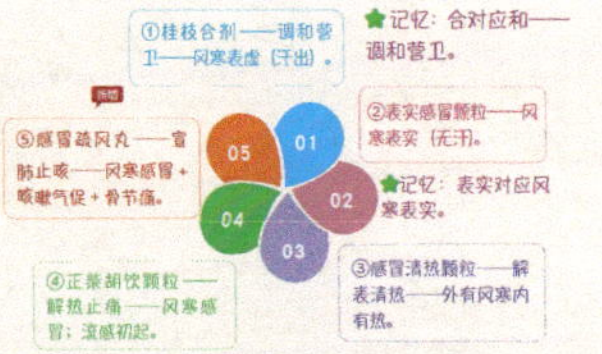


记忆：正与止长得像，止痛。

# 中药学

## 综合知识与技能



考点 1：

| 书名 | 作者 | 主要特点及历史意义 |
|---|---|---|
| 《雷公炮炙论》 | 南北朝 · 雷敩 | 我国第一部炮制专著 |
| 《炮炙大法》 | 明 · 缪希雍 | 我国第二部炮制专著，首列“雷公炮炙十七法” |
| 《修事指南》 | 清 · 张仲岩 | 我国第三部炮制专著 |



（一）常用的古文献典籍

| 关键词 | 秒选 |
|---|---|
| 我国最早的一部中医典籍 | 《黄帝内经》 |
| 我国最早的本草学专著 | 《神农本草经》 |



考点 1：
“症”是疾病的外在表现。

考点 2：
“证”是机体在疾病发展过程中某一阶段的病机概括。

考点 3：
“病”是疾病的简称。

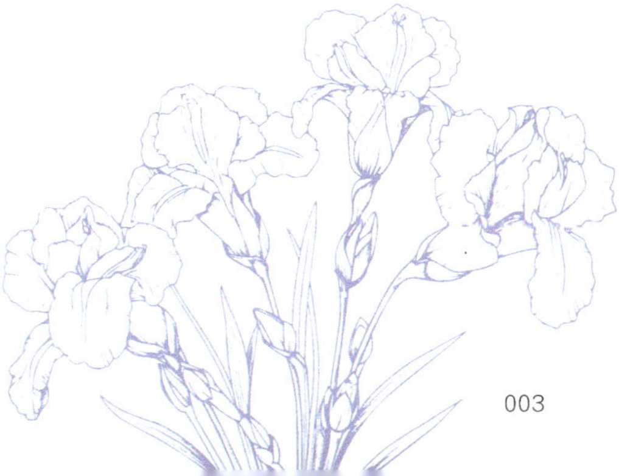

# 中药学

## 专业知识一

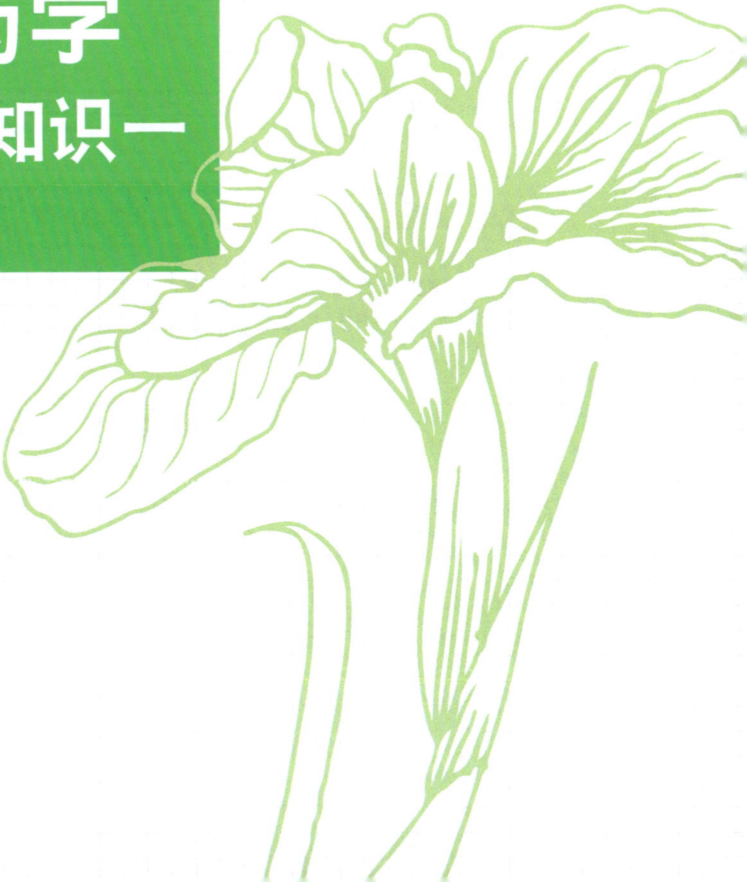

# 01 速记口诀

扫码开课

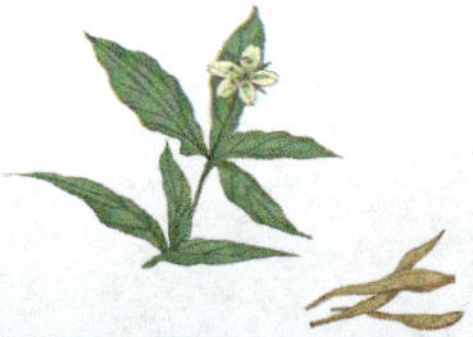

## 考点 1：

**五味：**

| 五味 | 作用特点 | 不良作用 |
| --- | --- | --- |
| 酸、涩 | 能收、能涩，有收敛、固涩作用 | 多收敛邪气，凡邪未尽之证慎用 |
| 苦 | 能泄、能燥、能坚 | 多伤津、伐胃，津液大伤及脾胃虚弱者不宜大量用 |
| 甘 | 能补、能缓、能和，有补虚、和中、缓急、调和药性等作用 | 腻膈碍胃，令人中满，凡湿阻、食积、中满气滞者慎用 |
| 淡 | 能渗、能利，有渗湿、利水作用 | 过用亦会伤津，阴虚津亏者慎用 |
| 辛 | 能散、能行，有发散（荆芥、薄荷）、行气（香附）、活血（川芎）作用 | 耗气伤阴，气虚阴亏者慎用 |
| 咸 | 能软、能下，有软坚散结、泻下通便作用 | 高血压、动脉硬化、脾虚便溏者慎用 |

口诀：甘补酸收苦燥泄；辛散淡利咸软下。

## 考点 2：

质谱（MS）：确定分子量和求算分子式。

口诀：质量。

## 考点 3：

红外光谱（IR）：确定特征官能团的种类及其大致的周围化学环境。

口诀：宏观——红外、官能团。

## 考点 4：

紫外可见吸收光谱（UV-Vis）：确定分子中的骨架类型、共轭体系的结构信息。

口诀：与你共打架子鼓——紫外、骨架、共轭。

## 考点 5：

核磁共振谱（NMR）：确定氢原子、氮原子的类型、数量、相互连接方式、周围化学环境及构象、构型的结构信息。

口诀：核武器原子弹——核磁、氢原子、氮原子。

## 考点 6：

**常用的药代动力学参数：**

| 常用参数 | 含义与应用 |
| --- | --- |
| 速率常数（$k$） | 是描述药物转运（消除）速度的重要的动力学参数 |
| 生物半衰期（$T_{1/2}$） | 用于衡量一种药物从体内消除速度的参数。体内药量或者血药浓度消除一半所需要的时间 |
| 表观分布容积（$V_d$） | 体内药量与血药浓度间关系的一个比例常数，反映药物的分布特性 |
| 体内总清除率（TBCL）或清除率（CL） | 单位时间内从机体或器官能清除掉相当于多少体积的体液中的药物。 |

口诀：转运消除速率 $k$，浓度减半耗时 $T_{1/2}$，药量浓度容积 $V_d$，清除 CL。

## 考点7：

**生物利用度和生物等效性：**

| | |
|---|---|
| **生物利用度** | 1. 生物利用程度：是药物进入血液循环的多少，可通过血药浓度–时间曲线下面积（AUC）表示。试验制剂与参比制剂的血药浓度–时间曲线下面积的比率称为相对生物利用度。当参比制剂是静脉注射剂时，则得到的比率为绝对生物利用度 |
| | 2. 生物利用速度：是药物进入体循环的快慢，常用血药浓度达到峰浓度（$C_{max}$）的时间（$T_{max}$）比较制剂中药物吸收的快慢 |
| | 3. 生物利用度的评价指标：$C_{max}$、$T_{max}$和AUC |
| **生物等效性** | 一种药物的不同制剂在相同的试验条件下，给以相同的剂量，反映其吸收速率和程度的主要动力学参数没有明显的统计学差异。对药代动力学主要参数（如AUC和$C_{max}$）进行统计学分析，可做出生物等效性评价 |

口诀：达峰max，浓度C，利用速度时间T；程度面积AUC；等效除去$T_{max}$。

## 考点8：

常用溶剂的极性：由大到小的顺序为水、甲醇、乙醇、乙酸乙酯、三氯甲烷、乙醚、苯、己烷。

口诀：水甲乙乙，三醚苯己。

## 考点9：

不同给药方式的起效速度：由大到小的顺序为静脉注射、吸入给药、肌内注射、皮下注射、直肠或舌下给药、口服液体制剂、口服固体制剂、皮肤给药。

口诀：静吸肌皮直舌口皮。

## 考点 10:

检测马兜铃酸的药材：青木香、天仙藤、关木通、广防己、朱砂莲、细辛等。

口诀：青天大老爷去关外广寻姓朱的奸细。

释义：青——青木香；天——天仙藤；关——关木通；广——广防己；朱——朱砂莲；奸细——细辛。

## 考点 11:

检测重金属的药材：白芍、甘草、西洋参、丹参、黄芪、牡蛎、枸杞子、金银花、山楂、阿胶、珍珠、蛤壳。

口诀：白草夕阳丹黄，母狗金山叫真渴。

释义：白——白芍；草——甘草；夕阳——西洋参；丹——丹参；黄——黄芪；母——牡蛎；狗——枸杞子；金——金银花；山——山楂；叫——阿胶；真——珍珠；渴——蛤壳。

## 考点 12:

检测农药残留的药材：西洋参、人参、黄芪和甘草。

口诀：西方人喜欢吃黄草。

释义：西——西洋参；人——人参；黄——黄芪；草——甘草。

## 考点 13:

检测黄曲霉毒素的药材：肉豆蔻、大枣、柏子仁、桃仁、酸枣仁、薏苡仁、马钱子、莲子、延胡索、麦芽、陈皮、胖大海、决明子、远志、槟榔、使君子、九香虫、土鳖虫、全蝎、蜈蚣、蜂房、地龙、僵蚕等。

口诀：肉枣、四仁、马莲胡麦陈胖子远榔君，九香土蝎蚣房龙蚕。

释义：肉——肉豆蔻；枣——大枣；四仁——柏子仁、桃仁、酸枣仁、薏苡仁；马——马钱子；莲——莲子；胡——延胡索；麦——

麦芽；陈——陈皮；胖——胖大海；子——决明子；远——远志；榔——槟榔；君——使君子；九香——九香虫；土——土鳖虫；蝎——全蝎；蚣——蜈蚣；房——蜂房；龙——地龙；蚕——僵蚕。

## 考点 14：

二氧化硫限量 400 mg/kg 的药材：天冬、天花粉、天麻、毛山药、光山药、白及、白术、白芍、牛膝、党参、粉葛等。

口诀：天山白牛当个粉。

释义：天——天冬、天花粉、天麻；山——毛山药、光山药；白——白及、白术、白芍；牛——牛膝；当——党参；个粉——粉葛。

## 考点 15：

膨胀度测定：《中华人民共和国药典》（简称《中国药典》）规定，应进行膨胀度检查的中药有车前子、哈蟆油、葶苈子等。膨胀度不低于 55 的中药是哈蟆油；不低于 4.0 的中药是车前子；不低于 3 的中药是南葶苈子；不低于 12 的中药是北葶苈子。

口诀：停车加油。

释义：停——葶苈子；车——车前子；油——哈蟆油。

## 考点 16：

微量升华：大黄、薄荷、牡丹皮、徐长卿、斑蝥。

口诀：大伯母长斑。

释义：大——大黄；伯——薄荷；母——牡丹皮；长——徐长卿；斑——斑蝥。

## 考点 17：

水分含量测定法：费休氏法、烘干法、减压干燥法、甲苯法、气相色谱法。

口诀：飞鸿减少了假期。

释义：飞——费休氏法；鸿——烘干法；减——减压干燥法；假——甲苯法；期——气相色谱法。

## 考点 18：

川药：川贝母、川芎、川牛膝、川楝子、川楝皮、川续断、川乌、附子、黄连、黄柏、花椒、金钱草等。

口诀：川字号，金花椒，连柏附子不可少。

释义：川字号——川药以及带川字的中药，如川贝母、川芎、川牛膝、川楝子、川楝皮、川续断、川乌；金——金钱草；花椒——花椒；连——黄连；柏——黄柏；附子——附子。

## 考点 19：

修订

广药：广藿香、广金钱草、广豆根、砂仁、陈皮、巴戟天、益智仁、槟榔。

口诀：广砂陈巴益榔。

释义：广——广药及带广字的中药，如广藿香、广金钱草、广豆根；砂——砂仁；陈——陈皮；巴——巴戟天；益——益智仁；榔——槟榔。

## 考点 20：

云药：木香、茯苓、三七、重楼、儿茶等。

口诀：香菱在三楼喝茶。

释义：香——木香；菱——茯苓；三——三七；楼——重楼；茶——儿茶。

## 考点 21：

贵药：吴茱萸、杜仲、天冬、天麻、五倍子、黄精等。

口诀：吴仲冬麻倍精贵。

释义：吴——吴茱萸；仲——杜仲；冬——天冬；麻——天麻；倍——五倍子；精——黄精；贵——贵药。

**考点 22：**

怀药：牛膝、山药、菊花、地黄。

口诀：四大怀药在河南，牛山菊花遍地黄。

释义：怀药——主产地河南省；牛——牛膝；山——山药；菊花——菊花；地黄——地黄。

**考点 23：**

浙药：杭麦冬、杭菊花、玄参、玄胡（延胡索）、白术、杭白芍、温郁金、山茱萸、浙贝母。

口诀：二杭二玄二白加金山贝。

释义：二杭——杭麦冬、杭菊花；二玄——玄参、玄胡（延胡索）；二白——白术、杭白芍；金——温郁金；山——山茱萸；贝——浙贝母。

**考点 24：**

关药：人参、鹿茸、细辛、防风、辽五味子、龙胆、平贝母。

口诀：参茸细辛与防风，五味龙胆共平贝。

释义：参——人参；茸——鹿茸；细辛——细辛；防风——防风；五味——辽五味子；龙胆——龙胆；平贝——平贝母。

**考点 25：**

北药：党参、黄芩、酸枣仁、柴胡、白芷、北沙参、板蓝根。

口诀：党芩酸枣与柴胡，白芷沙参板蓝根。

释义：党——党参；芩——黄芩；酸枣——酸枣仁；柴胡——柴胡；白芷——白芷；沙参——北沙参；板蓝根——板蓝根。

### 考点 26：

修订

准药：茅苍术、南沙参、太子参、明党参、木瓜、乌梅、射干、牡丹皮。

口诀：茅术南沙太子党，木瓜乌梅射牡丹。

释义：茅术——茅苍术；南沙——南沙参；太子——太子参；党——明党参；木瓜——木瓜；乌梅——乌梅；射——射干；牡丹——牡丹皮。

### 考点 27：

修订

秦药：大黄、银柴胡、当归、秦艽、秦皮、羌活。

口诀：大银子归秦羌。

释义：大——大黄；银子——银柴胡；归——当归；秦——秦艽、秦皮；羌——羌活。

### 考点 28：

修订

藏药：甘松、胡黄连、雪莲花、冬虫夏草、麝香、硼砂。

口诀：干胡学虫，麝香蓬松。

释义：干——甘松；胡——胡黄连；学——雪莲花；虫——冬虫夏草；麝——麝香；蓬——硼砂。

### 考点 29：

修订

南药：百部、白前、威灵仙、徐长卿、泽泻、蛇床子、枳实、枳壳、紫苏、车前、香薷。

口诀：百白威徐泻，设置紫车香。

释义：百——百部；白——白前；威——威灵仙；徐——徐长卿；泻——泽泻；设——蛇床子；置——枳实、枳壳；紫——紫苏；车——车前；香——香薷。

## 考点 30：

药材的理化鉴别：蜂蜜＋薄荷油——测密度；冰片——测熔点；肉桂油——测折光率；天竺黄——测体积比。

口诀：密蜂荷，冰消融，肉吃光，天天测体重。

释义：密——测密度；蜂——蜂蜜；荷——薄荷油；冰——冰片；消融——测熔点；肉——肉桂油；光——折光率；天——天竺黄；体——测体积比。

## 考点 31：

**植物药的采收原则：**

| 药材类别 | 一般采收原则 |
|---|---|
| 根及根茎类 | 秋、冬地上部分将枯萎时、春初发芽前或刚露苗时采收 |
| 茎木类 | 秋、冬两季采收 |
| 皮类 | 春末夏初采收 |
| 叶类 | 光合作用旺盛期（开花前或果实成熟前）采收 |
| 花类 | 不宜在花完全盛开后采收 |
| 果实和种子类 | 果实自然成熟时采收 |
| 全草类 | 植物充分生长，茎叶茂盛时，有的在开花时采收 |

口诀：秋冬春芽采根茎，春末夏初来剥皮；不等花果把叶摘，花类不宜全盛开；果实种子要成熟，全草茂盛或花开。

## 考点 32：

产地“发汗”的药材：杜仲、茯苓、厚朴、续断、玄参、秦艽等。

口诀：可汗教选忠厚的夫婿。

释义：可汗——发汗；教——秦艽；选——玄参；忠——杜仲；厚——厚朴；夫——茯苓；婿——续断。

## 考点 33：

蒸、煮、烫的药物：（1）天麻、红参（蒸至透心）；（2）白芍（煮至透心）；（3）太子参（置沸水中略烫）；（4）桑螵蛸、五倍子（蒸至杀死虫卵或蚜虫）。

口诀：蒸参麻，煮白芍，烫太子，螵蛸倍子虫蒸死。

## 考点 34：

炒黄的药材：牛蒡子、芥子（杀酶保苷）；王不留行、苍耳子（中火）；莱菔子（生升熟降）、槐花、决明子、酸枣仁。新增

口诀：酸枣仁决定借黄花牛制服苍山王。

释义：酸枣仁——酸枣仁；决——决明子；借——芥子；黄——炒黄；花——槐花；牛——牛蒡子；服——莱菔子；苍——苍耳子；王——王不留行。

## 考点 35：

炒焦的药材：槟榔、山楂、栀子。

口诀：冰碴子。

释义：冰——槟榔；渣——山楂；子——栀子。

## 考点 36：

炒炭的药材：大蓟、干姜、蒲黄、荆芥、白茅根、侧柏叶。新增

口诀：白天侧面谈黄浦江经济。

释义：白——白茅根；侧——侧柏叶；黄浦——蒲黄；江——干姜；经——荆芥；济——大蓟。

## 考点 37：

麸炒：山药、白术、枳实、苍术、薏苡仁、僵蚕。

口诀：麸炒一只苍山的白僵蚕。

释义：一——薏苡仁；只——枳实；苍——苍术；山——山药；白——白术；僵蚕——僵蚕。

### 考点 38：

酒炙：引药上行，活血调经；适用中药包括大黄、黄连、当归、川芎、蕲蛇、白芍、丹参、续断。

口诀：少兄蛇丹归黄酒续上。

释义：少——白芍；兄——川芎；蛇——蕲蛇；丹——丹参；归——当归；黄——大黄、黄连；酒——酒炙；续——续断。

### 考点 39：

醋炙：止痛、疏肝；适用中药包括甘遂、延胡索、柴胡、乳香、香附、商陆、芫花、三棱、莪术。新增

口诀：商人花三元助琐碎乳香附柴出。

释义：商人——商陆；三——三棱；元——芫花；助——莪术；琐——延胡索；碎——甘遂；乳香——乳香；附——香附；柴——柴胡；出——醋炙。

### 考点 40：

盐炙：入肾，引药下行，增强疗效，缓和药物辛燥之性，增强滋阴降火作用；适用中药包括杜仲、黄柏、车前子、泽泻、巴戟天、菟丝子、补骨脂、知母、小茴香、橘核。新增

口诀：杜巴兔补盐，伯母卸车香橘。

释义：杜——杜仲；巴——巴戟天；兔——菟丝子；补——补骨脂；盐——盐炙；伯——黄柏；母——知母；卸——泽泻；车——车前子；香——小茴香；橘——橘核。

## 考点 41：

蜜炙：补益，润肺止咳；适用中药包括马兜铃、黄芪、甘草、麻黄、枇杷叶、百合、百部、紫菀。新增

口诀：干妈一起批发百部紫马。

释义：干——甘草；妈——麻黄；一起——黄芪；批——枇杷叶；百——百合；部——百部；紫——紫菀；马——马兜铃。

## 考点 42：

明煅法：收敛；适用中药包括白矾、牡蛎、石决明、石膏、珍珠母。新增

口诀：白牡明煅石在前。

释义：白——白矾；牡——珍珠母、牡蛎；明煅——明煅法；石在前——石决明、石膏。

## 考点 43：

煅淬法：适用中药包括赭石（醋）、自然铜（醋）、炉甘石（水、药汁）、磁石、紫石英。新增

口诀：自然煅淬石在后。

释义：自然——自然铜；煅淬——煅淬法；石在后——炉甘石、赭石、磁石、紫石英。

## 考点 44：

蒸法：适用中药包括天麻、地黄（改变药性）、人参、何首乌、黄芩、黄精、女贞子、五味子、肉苁蓉、桑螵蛸。新增

口诀：天地何人擒黄精，五女长肉很伤心。

释义：天——天麻；地——地黄；何——何首乌；人——人参；擒——黄芩；黄精——黄精；五——五味子；女——女贞子；肉——肉苁蓉；伤——桑螵蛸。

### 考点 45：

煮法：适用中药包括藤黄（豆腐）、川乌、附子、吴茱萸（甘草）、远志。

口诀：乌父怕疼无远志。

释义：乌——川乌；父——附子；疼——藤黄；无——吴茱萸；远志——远志。

### 考点 46：

含莨菪烷类生物碱的药材：洋金花、天仙子。

口诀：洋仙子很浪漫。

释义：洋——洋金花；仙子——天仙子；浪漫——莨菪烷类。

### 考点 47：

苄基异喹啉类生物碱：罂粟碱、厚朴碱、去甲乌药碱、蝙蝠葛碱、汉防己甲素、汉防己乙素。

口诀：应防止乌鸦变厚。

释义：应——罂粟碱；防止——汉防己甲素、汉防己乙素；乌——去甲乌药碱；变——蝙蝠葛碱；厚——厚朴碱。

### 考点 48：

含生物碱的药材：苦参、山豆根、麻黄、黄连、延胡索、防己、川乌、洋金花、天仙子、马钱子、千里光、雷公藤。

口诀：雷公花仙索千里马，苦豆黄连防乌头。

释义：雷公——雷公藤；花——洋金花；仙——天仙子；索——延胡索；千里——千里光；马——马钱子；苦——苦参；豆——山豆根；黄——麻黄；连——黄连；防——防己；乌头——川乌。

## 考点 49:

**单糖的分类:**

| 分类 | 代表化合物 |
| --- | --- |
| 五碳醛糖 | 木糖、阿拉伯糖、核糖 |
| 六碳醛糖 | 葡萄糖、甘露糖、半乳糖 |
| 甲基五碳醛糖 | 鸡纳糖、鼠李糖、夫糖 |
| 六碳酮糖 | 果糖 |
| 糖醛酸 | 葡萄糖醛酸、半乳糖醛酸 |

口诀：阿拉不喝五碳糖，给我半缸葡萄糖，嫁我李鸡夫，果然相同。

释义：阿拉——阿拉伯糖；不——木糖；喝——核糖；五碳糖——五碳醛糖；半——半乳糖；缸——甘露糖；葡萄糖——葡萄糖；嫁我——甲基五碳醛糖；李——鼠李糖；鸡——鸡纳糖；夫——夫糖；果——果糖；同——六碳酮糖。

## 考点 50:

新增

含醌类的药材：何首乌、虎杖、大黄、决明子、芦荟、番泻叶（蒽醌）、紫草（萘醌）、丹参（菲醌）。

口诀：奈子单飞，何明子饭后打虎欠恩惠。

释义：奈——萘醌；子——紫草；单——丹参；飞——菲醌；何——何首乌；明子——决明子；饭——番泻叶；打——大黄；虎——虎杖；恩——蒽醌；惠——芦荟。

## 考点 51:

新增

含香豆素的药材：前胡、秦皮、肿节风、补骨脂、白芷。

口诀：白芷勤俭节约风，不服前来比。

释义：白芷——白芷；勤——秦皮；风——肿节风；不——补骨脂；前——前胡。

## 考点 52：

含木脂素的药材：五味子、厚朴、连翘、细辛。

口诀：午后联系木脂素。

释义：午——五味子；后——厚朴；联——连翘；系——细辛。

## 考点 53：

新增

含黄酮的药材：陈皮、葛根、满山红、槐花、黄芩、银杏叶、蒲黄、沙棘。

口诀：陈哥黄沙中满怀金银铜。

释义：陈——陈皮；哥——葛根；黄——蒲黄；沙——沙棘；满——满山红；怀——槐花；金——黄芩；银——银杏叶；铜——黄酮。

## 考点 54：

**三萜类化合物：**

| 结构类型 | | 实例 |
|---|---|---|
| 四环三萜类 | 羊毛甾烷型 | 猪苓酸 A |
| | 达玛烷型 | 20（S）-原人参二醇<br>20（S）-原人参三醇 |
| 五环三萜类 | 齐墩果烷型 | 齐墩果酸 |
| | 乌苏烷型 | 熊果酸 |
| | 羽扇豆烷型 | 羽扇豆醇、白桦醇和白桦酸 |

口诀：四环外打羊毛，五环外乌鸦羽毛齐飞。

释义：四环——四环三萜；打——达玛烷型；羊毛——羊毛甾烷型；五环——五环三萜；乌——乌苏烷型；羽——羽扇豆烷型；

齐——齐墩果烷型。

**考点 55：**

含三萜皂苷的药材：人参、三七、合欢皮、商陆、黄芪、甘草、柴胡。

口诀：三人合商起干柴。

释义：三——三七；人——人参；合——合欢皮；商——商陆；起——黄芪；干——甘草；柴——柴胡。

**考点 56：**

含甾体皂苷的药材：知母、麦冬。

口诀：知母载（甾）麦冬。

**考点 57：**

含挥发油的药材：肉桂、薄荷、艾叶、莪术。

口诀：肉薄无油就挨饿。

释义：肉——肉桂；薄——薄荷；油——挥发油；挨——艾叶；饿——莪术。

**考点 58：**

含有机酸的中药：金银花、当归、丹参、马兜铃。

口诀：当家花旦马兜铃。

释义：当——当归；花——金银花；旦——丹参；马兜铃——马兜铃。

**考点 59：**

块根入药的药材：何首乌、太子参、草乌、天冬、麦冬、山麦冬、百部、地黄、郁金、甘遂。

口诀：块根何太草，三冬百地金甘心。

释义：块根——块根入药；何——何首乌；太——太子参；草——草乌；三冬——天冬、麦冬、山麦冬；百——百部；地——地黄；金——郁金；甘心——甘遂。

## 考点 60：

块茎入药的药材：天麻、天南星、三棱、泽泻、延胡索、半夏、白及。

口诀：两天三泻胡半白，快禁。

释义：两天——天麻、天南星；三——三棱；泻——泽泻；胡——延胡索；半——半夏；白——白及；快禁——块茎。

## 考点 61：

根与根茎入药的药材：紫菀、茜草、虎杖、大黄、龙胆、山豆根、藁本、甘草、徐长卿、羌活、威灵仙、丹参。

口诀：菀西虎杖黄龙胆，山高草长抢仙丹。

释义：菀——紫菀；西——茜草；虎杖——虎杖；黄——大黄；龙胆——龙胆；山——山豆根；高——藁本；草——甘草；长——徐长卿；抢——羌活；仙——威灵仙；丹——丹参。

## 考点 62：

狗脊的性状鉴别：金毛狗脊（蚌壳蕨科）——金黄色绒毛，切面近边缘处有一条棕黄色的木质部环纹或条纹。

口诀：金毛狗戴项圈很棒。

## 考点 63：

大黄的性状鉴别：根茎髓部宽广，有“星点”环列或散在；根木部发达，有放射状纹理，形成明显层环，无“星点”，嚼之黏牙，有砂粒感。

口诀：大猩猩吃鸭梨。

## 考点 64:

虎杖的性状鉴别：皮部与木部易分离；根茎断面髓中有隔或呈空洞状。

口诀：老虎咬个（隔）洞。

## 考点 65:

银柴胡的性状鉴别：有“砂眼”“珍珠盘”。

口诀：银盘子有砂眼。

## 考点 66:

防己的性状鉴别：形如猪大肠，在弯曲处有深陷横沟呈结节形瘤块样。断面富粉性，有排列较稀疏的放射状纹理，称为“车轮纹”。

口诀：房车里住着猪。

## 考点 67:

防风的性状鉴别：根头部有明显密集环纹，习称“蚯蚓头”，断面有裂隙，习称“菊花心”。

口诀：菊花要防蚯蚓。

## 考点 68:

党参的性状鉴别：“狮子头”，支根断落处常有黑褐色胶状物。

口诀：党像狮子屹立不倒。

## 考点 69:

毛茛科的药材：黄连、赤芍、白芍、草乌、川乌、牡丹皮、升麻、威灵仙。

口诀：黄连吃了两勺草乌，川母升仙。

释义：黄连——黄连；两勺——赤芍、白芍；草乌——草乌；川——川乌；母——牡丹皮；升——升麻；仙——威灵仙。

## 考点 70：

豆科的药材：山豆根、葛根、粉葛、苏木（心材）、降香（心材）、番泻叶、合欢皮、槐花、儿茶、决明子、沙苑子、甘草、苦参、广金钱草、补骨脂、黄芪、鸡血藤（藤茎）。

口诀：山豆葛苏降泻叶，合欢槐儿子子甘苦，广补黄芪鸡血。

## 考点 71：

五加科的药材：三七、西洋参、人参、通草、红参、五加皮。

口诀：五个山西人脸通红。

## 考点 72：

伞形科的药材：北沙参、小茴香、当归、白芷、蛇床子、防风、羌活、柴胡、阿魏、藁本、川芎。

口诀：北回归白蛇风，羌活柴胡魏藁芎。

## 考点 73：

唇形科的药材：半枝莲、藿香、香薷、益母草（坤草）、薄荷、丹参、紫苏、荆芥、黄芩。

口诀：半枝香，广坤薄唇红紫颈黄。

## 考点 74：

茜草科的药材：茜草、栀子、巴戟天、钩藤、白花蛇舌草。

口诀：茜草栀子巴钩白花。

## 考点 75：

菊科的药材：白术、苍术、蒲公英、牛蒡子、青蒿、茵陈蒿、木香、川木香、款冬花、紫菀、红花、菊花。

口诀：两猪及公牛，清晨爱慕（木），一款紫红菊花。

## 考点 76：

百合科的药材：川贝母、浙贝母、知母、天冬、麦冬、山麦冬、黄精、玉竹、土茯苓、重楼。

口诀：三母三冬黄玉土楼。

## 考点 77：

姜科的药材：草豆蔻、草果、豆蔻、姜黄、莪术、郁金、益智、砂仁。

口诀：草豆蔻讲饿了，郁闷，一直煞人。

## 考点 78：

芸香科的药材：白鲜皮、吴茱萸、枳壳、黄柏、关黄柏、青皮、化橘红、香橼、陈皮、橘核。

口诀：清晨白云剧院无人知黄柏。

## 考点 79：

雄黄的成分：二硫化二砷（$As_2S_2$）。

口诀：二流雄申（砷）张正义。

## 考点 80：

炉甘石的成分：碳酸锌（$ZnCO_3$）。

口诀：心（锌）甘情愿。

## 考点 81：

含簇晶的药材：白芍、丁香、大黄、人参。

口诀：白丁排列成行簇大人。

### 考点 82：

含石细胞的药材：黄芩、黄连、黄柏、厚朴、党参、五味子、苦杏仁、白术、槟榔、肉桂。

口诀：三皇后挡五人煮狼肉。

### 考点 83：

根皮入药类药材：桑白皮、地骨皮、白鲜皮、牡丹皮、香加皮。

口诀：桑地根皮白牡丹香。

### 考点 84：

非种子（含“子”）类药材：牛蒡子、栀子、女贞子、地肤子、金樱子、蛇床子、枸杞子、五味子、补骨脂。

口诀：牛郎织女地上会，鹰蛇起舞补骨头。

### 考点 85：

全草类药材：白花蛇舌草、金钱草、车前草、半枝莲、蒲公英、紫花地丁。

口诀：白金车办公地。

### 考点 86：

有麻舌感的药材：商陆、草乌、川乌、盐附子、川芎、徐长卿、半夏、三棱、细辛、蛇床子、丁香、牛蒡子、牵牛子、天南星。

口诀：麻舌商乌川长卿，半夏三细蛇床丁，牛蒡牵牛天南星。

### 考点 87：

人参的性状鉴别：根茎（芦头），多拘挛而弯曲，有不定根（艼）和稀疏的凹窝状茎痕（芦碗）。皮部有黄棕色的点状树脂道及放射状裂隙。香气特异，味微苦、甘。

口诀：顶有芦头盘节状，味苦带甘气清香。

## 考点 88：

三七的性状鉴别：顶端有茎痕，周围有瘤状突起。体重，质坚实，断面呈灰绿色、黄绿色或灰白色。气微，味苦回甜。

口诀：铜皮铁骨狮子头。

## 考点 89：

天麻的性状鉴别：表面呈黄白色至淡黄棕色，有纵皱纹及由点状突起（潜伏芽）排列而成的横环纹多轮，顶端有红棕色或棕褐色鹦嘴状的芽孢或残留茎基（鹦哥嘴），底部有圆脐形疤痕（凹肚脐）。

口诀：鹦哥嘴，凹肚脐，外有环点干姜皮；春空冬实心有别，松香断面要牢记。

## 考点 90：

巴戟天的性状鉴别：有的皮部横向断离露出木部，形似连珠。断面皮部厚，呈紫色或淡紫色，易与木部剥离。

口诀：形似连珠巴戟天，心细皮厚色紫蓝。

## 考点 91：

白前的性状鉴别：断面中空，习称“鹅管白前”，节明显，节处簇生纤细弯曲的根，常盘曲成团。

口诀：根茎细长节明显，折断中空似鹅管；节上须根弯而细，勿与白薇相混乱。

## 考点 92：

当归的性状鉴别：主根（归身）表面凹凸不平；支根（归尾）上粗下细，质柔韧，断面呈黄白色或淡黄棕色，皮部厚，有裂隙及多数棕色点状分泌腔，有浓郁的香气，味甘、辛、微苦。

口诀：主根粗短支根长，质地柔软色棕黄；断面油点显棕色，味甘带辛气浓香。

### 考点 93：

绵马贯众的性状鉴别：表面密被排列整齐的叶柄残基及鳞片，断面有黄白色维管束环列 5~13 个。

口诀：武夷山众人惨。

### 考点 94：

黄连的性状鉴别：

①味连：形如鸡爪，有过桥，味极苦。

②雅连：过桥长，多单枝。

③云连：弯曲呈钩状，多为单枝，较细小。

口诀：①鸡爪味。②雅安大桥很长。③云南有很多山沟沟。

### 考点 95：

杜仲的性状鉴别：呈板片状或两边稍向内卷，外表面有明显的棕纹或纵裂的槽纹。内表面呈暗紫色或紫褐色，光滑，断面有细密、银白色、富弹性的橡胶丝相连。

口诀：杜仲扁平或微卷，断面胶丝紧相连；皮内紫棕平而滑，外皮纵裂极明显。

### 考点 96：

西红花的性状鉴别：呈线形，三分枝。暗红色，浸水中可见橙黄色呈直线下降，并逐渐扩散，水被染成黄色，无沉淀。柱头呈喇叭状，有短缝。

口诀：柱头如线番红花，泡水膨胀似喇叭；气香味苦红棕色，染水发黄不会假。

### 考点 97：

沙苑子的性状鉴别：略呈圆肾形且稍扁，边缘一侧微凹处有圆形种脐，嚼之有豆腥味。

口诀：形似扁肾沙苑子，一边凹入具种脐。种皮泡水易除去，嚼之微有豆腥气。

### 考点 98：

川牛膝的性状鉴别：断面呈浅黄色或棕黄色，异形点状维管束，排列成数轮同心环。

口诀：穿个同心环。

### 考点 99：

紫菀的性状鉴别：质稍硬。根茎簇生多数细根，多编成辫状，表面呈紫红色或灰红色，有纵皱纹，质较柔韧。气微香，味甜，微苦。

口诀：紫菀质柔软，加工结小辫，味甜捎带苦，止咳平痰喘。

### 考点 100：

白及的性状鉴别：多有 2 ~ 3 个爪状分枝，味苦，嚼之有黏性。

口诀：白色鸡爪。

### 考点 101：

钩藤的性状鉴别：枝呈圆柱形或类方柱形。多数枝节上对生两个向下弯曲的钩，或仅一侧有钩，另一侧为突起的疤痕。质坚韧，断面呈黄棕色，皮部纤维性，髓部呈黄白色或中空。

口诀：钩藤——弯曲的钩。

### 考点 102：

川贝母的性状鉴别：

①松贝：大小悬殊，“怀中抱月”。

②青贝：大小相近，顶端开裂（笑口常开）。

③炉贝：大小相近，顶端开裂而略尖（马牙嘴）；棕色斑点（虎皮斑）。

口诀：松贝抱月青炉开，炉大青中松居三。鳞叶二三中茎盘，炉贝基尖体虎斑。

## 考点 103：

**胶囊囊材的添加剂：**

| 添加剂 | 代表 | 作用 |
|---|---|---|
| 增塑剂 | 甘油、山梨醇、羧甲基纤维素钠 | 增加囊壳的韧性与可塑性 |
| 增稠剂 | 琼脂 | 增加胶液的胶凝力 |
| 遮光剂 | 二氧化钛 | 防止光对药物氧化的催化，增加光敏性药物的稳定性 |
| 着色剂 | 柠檬黄、胭脂红 | 增加美观，便于识别 |
| 防腐剂 | 对羟基苯甲酸酯类（尼泊金类） | 防止胶液发生霉变 |
| 增光剂 | 十二烷基磺酸钠 | 增加囊壳的光泽 |
| 芳香矫味剂 | 乙基香草醛 | 调整胶囊剂的口感等 |

口诀：塑干纤维山梨醇，琼脂增稠太遮光，加点十二来增光，防腐尼泊保质长。

## 考点 104：

胶囊的崩解时限：空心胶囊应在 10 min 内全部溶化或崩解；硬胶囊的崩解时限为 30 min，软胶囊的崩解时限为 60 min。

口诀：空 1 硬 3 软是 6。

## 考点 105：

丸剂的含水量：

①蜜丸和浓缩蜜丸中含水量不得超过 15.0%；

②水蜜丸和浓缩水蜜丸中含水量不得超过 12.0%；

③水丸、糊丸、浓缩水丸中含水量不得超过 9.0%；

④蜡丸、滴丸不得检查水分。

口诀：从蜜到水含水减，1512降到9，蜡滴水分不用查。

## 考点106：

丸剂的溶散时限：

①滴丸：应在30 min内全部溶散，其中包衣滴丸应在1 h内全部溶散。

②小蜜丸、水蜜丸和水丸：应在1 h内全部溶散。

③浓缩丸和糊丸：应在2 h内全部溶散。

④蜡丸：先在盐酸溶液中（9 → 1 000）检查2 h，不得有崩解或软化、裂缝现象；再在磷酸盐缓冲液（pH=6.8）中检查，1 h内应全部崩解。

⑤大蜜丸不检查溶散时限。

口诀：滴丸速效散得快，小水滴穿蜡衣，浓缩成糊犯了二，大蜜碎了不检查。

## 考点107：

**片剂的崩解时限：**

| | | |
|---|---|---|
| 崩解时限 | 口崩片 | 1 min |
| | 可溶片 | 3 min |
| | 舌下片、泡腾片 | 5 min |
| | 肠溶片 | 在盐酸溶液中2 h内不崩解，在pH=6.8磷酸盐缓冲液中1 h内全部崩解 |
| | 结肠片 | 在盐酸溶液中及pH < 6.8的磷酸盐缓冲液中均应不得有裂缝等，在pH=7.5~8.0的磷酸盐缓冲液中1 h完全崩解 |
| | 原粉片 | 30 min |
| | 中药薄膜衣片、浸膏片、半浸膏片、糖衣片 | 1 h |
| | 不检查咀嚼片、冻干口崩片，检查溶出度/释放度 | |

口诀：崩1溶3舌泡5；打粉半小时；中药薄糖衣，进肠一小时。

## 考点 108：

**混悬剂的添加剂：**

<table>
<tr><th>添加剂</th><th colspan="2">举例</th></tr>
<tr><td>润湿剂</td><td colspan="2">吐温类、司盘类表面活性剂</td></tr>
<tr><td rowspan="4">助悬剂</td><td>低分子</td><td>甘油、糖浆</td></tr>
<tr><td rowspan="2">高分子</td><td>天然：阿拉伯胶、西黄蓍胶、琼脂、海藻酸钠、白及胶、果胶</td></tr>
<tr><td>合成：甲基纤维素、羧甲基纤维素钠（CMC-Na）、羟乙基纤维素、聚维酮（PVP）、聚乙烯醇（PVA）</td></tr>
<tr><td>硅酸类</td><td>胶体二氧化硅、酸酸铝、硅皂土</td></tr>
<tr><td>絮凝剂与反絮凝剂</td><td colspan="2">枸橼酸盐、酒石酸盐、磷酸盐等</td></tr>
</table>

口诀：混悬润湿有方法，吐温司盘加磷脂，稳定助悬甘糖浆，高硅皂土各种胶，西黄阿伯和琼脂，纤维聚乙PVP，絮凝反絮石酸盐，稳定分散疗效好。

## 考点 109：

**软膏的基质：**

| 基质 | 常用品种 |
|---|---|
| 油脂性基质 | ①油脂类：动植物油、氢化植物油<br>②类脂类：羊毛脂（吸水性大）、蜂蜡等<br>③烃类：凡士林、石蜡与液状石蜡<br>④硅酮类：常用二甲基硅油（刺激眼睛） |
| 乳剂型基质 | ①水包油（O/W）型乳剂基质：钠皂、三乙醇胺皂类、脂肪醇型硫酸钠类和聚山梨酯类<br>②油包水（W/O）型乳剂基质：钙皂、羊毛脂、单硬脂酸酯甘油酯、脂肪醇等 |
| 水溶性基质 | ①纤维素衍生物：甲基纤维素、羧甲基纤维素钠等<br>②聚乙二醇：长期使用可造成皮肤脱水 |

口诀：软膏油基分四类，油脂类脂烃硅酮，水溶基质有两类，聚乙二醇纤维素，水油钠胺聚山梨，油水羊钙单脂肪。

## 考点 110：

**胶剂的添加剂的作用：**

| 品种 | 作用 |
| --- | --- |
| 冰糖 | 使胶剂的透明度和硬度增加，并有矫味作用 |
| 油类 | 可促进锅内气泡的逸散，起消泡的作用 |
| 酒类 | 起矫味、矫臭作用，收胶时有利于气泡逸散 |
| 明矾 | 可沉淀胶液中的泥沙杂质，以保证成品胶洁净，提高透明度 |

口诀：硬冰糖很透明，好油好黏得消泡，酒味逸散，平凡人的生活很透明。

## 考点 111：

散剂的粒度：除另有规定外，内服散剂应为细粉；儿科用及局部用散剂应为最细粉；眼用散剂应为极细粉，且应无菌。

口诀：内细外儿最眼疾（极）手快。

## 考点 112：

抑菌剂的含量：山梨酸和苯甲酸的用量不得超过 0.3%，羟苯酯类的用量不得超过 0.05%。

口诀：酸三酯五。

# 02 关键词

扫码开课

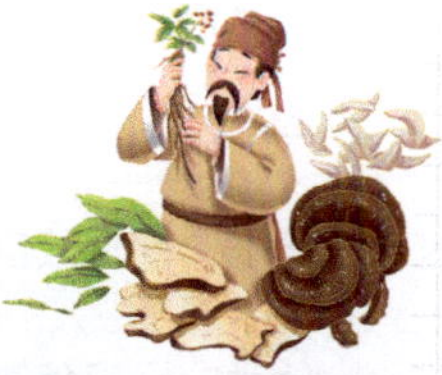

## （一）鉴定术语

| 关键词 | 秒选 |
| --- | --- |
| 星点 | 大黄 |
| 云锦状花纹 | 何首乌 |
| 罗盘纹 | 商陆 |
| 朱砂点 | 茅苍术、羌活 |
| 金井玉栏 | 黄芪、板蓝根、桔梗 |
| 车轮纹 | 防己、大血藤 |
| 火烧时产生紫红色烟雾 | 青黛 |
| 火烧时产生呛鼻的烟 | 血竭 |
| 投入热水中，水呈鲜艳的桃红色 | 苏木 |
| 马头蛇尾瓦楞身 | 海马 |
| 鞘状叶柄残基（新增） | 白头翁（新增） |

| 关键词 | 秒选 |
| --- | --- |
| 狮子头 | 党参 |
| 心形 | 苦杏仁饮片 |
| 芦头、芦碗 | 人参、西洋参 |
| 钉角 | 草乌 |
| 糟皮粉碴 | 赤芍 |
| 过桥 | 黄连 |
| 菊花心 | 甘草、黄芪、白芍、防风 |
| 疙瘩丁 | 白芷 |
| 蝴蝶片 | 川芎 |
| 起霜 | 苍术 |
| 怀中抱月 | 松贝 |
| 鹦哥嘴 | 天麻 |
| 筋脉点 | 牛膝、川牛膝 |
| 砂眼、珍珠盘 | 银柴胡 |
| 白颈 | 地龙 |
| 银皮、当门子 | 麝香 |

| 关键词 | 秒选 |
| --- | --- |
| 剑脊 | 乌梢蛇 |
| 乌金衣、挂甲 | 牛黄 |
| 血丝、骨塞、通天眼 | 羚羊角 |
| 翘鼻头 | 蕲蛇 |
| 方胜纹 | 蕲蛇 |
| 连珠斑 | 蕲蛇 |
| 佛指甲 | 蕲蛇 |
| 钉头 | 赭石 |
| 蜂窝状 | 炉甘石 |
| 棒状 | 金银花 |
| 纽扣状 | 马钱子 |
| 橘瓣状 | 牵牛子 |
| 菱状方形 | 决明子 |
| 虎皮斑 | 炉贝母 |
| 金包头 | 知母 |
| 滴乳状 | 乳香 |

## （二）特殊气味总结

| 关键词 | 秒选 |
| --- | --- |
| 豆腥味 | 黄芪、沙苑子 |
| 豆腥气 | 山豆根 |
| 焦糖气 | 玄参、瓜蒌 |
| 羊膻气 | 白鲜皮 |
| 味辛凉，略似樟脑 | 豆蔻 |
| 败油气 | 南柴胡 |
| 有强烈而持久的蒜样特异臭气 | 阿魏 |
| 有特异臭气 | 雄黄、硫黄 |
| 有特殊清凉香气 | 薄荷 |
| 味初甜而后有持久的麻辣感 | 蟾酥 |
| 有特殊刺鼻的臭气 | 蜈蚣 |
| 味苦回甜 | 三七 |
| 有特殊的臭气 | 斑蝥 |
| 味苦而后甘 | 牛黄 |
| 甜而特殊 | 甘草 |
| 味甚苦 | 龙胆 |
| 味极酸 | 乌梅 |

## （三）断面性状

| 关键词 | 秒选 |
| --- | --- |
| 新鲜切面颜色较浅，放置后色渐深 | 阿魏 |
| 断面呈银白色，有光泽 | 通草 |
| 形成层多角形 | 川乌、草乌、附子 |
| 断面皮部呈墨绿色 | 续断 |
| 断面有波状环纹 | 肉苁蓉、川芎 |
| 断面呈灰绿色 | 三七 |
| 断面有丝腺环 | 僵蚕 |
| 断面皮部呈紫色 | 巴戟天 |
| 断面胶质样 | 水蛭 |
| 断面呈蓝褐色 | 莪术 |
| 断面可见棕色种皮与白色胚乳相间的大理石样花纹 | 槟榔 |
| 可见棕黄色相杂的大理石样花纹 | 肉豆蔻 |
| 可见黄白色大理石样纹理 | 雷丸 |
| 断面蜡样，有光泽 | 延胡索、莪术、姜黄、乳香（玻璃样） |
| 有刀削痕 | 三棱、莪术、沉香、苏木、刮丹皮 |
| 断面呈粉红色 | 赤芍、地榆、牡丹皮 |

## （四）常用药材特殊入药部位

| 关键词 | 秒选 |
| --- | --- |
| 鳞茎 | 川贝母、浙贝母 |
| 根茎和叶柄残基 | 绵马贯众 |
| 虫瘿 | 五倍子 |
| 内壳 | 海螵蛸 |
| 卵鞘 | 桑螵蛸 |
| 孢子 | 海金沙 |
| 枝干煎膏 | 儿茶 |
| 菌核 | 茯苓、猪苓、雷丸 |

# 03 一句话考点

扫码开课

## 考点 1：

药性理论的主要内容：

四气、五味、升降浮沉、归经、有毒无毒等。

## 考点 2：

四气的治疗作用：

治疗作用

①寒凉性药物具有的作用是清热、泻火、凉血、解热毒等。

②温热性药物具有的作用是温里散寒、补火助阳、温经通络、回阳救逆等。

## 考点 3：

四气的不良作用：

不良作用

①寒凉性药物 对人体 的不良作用是伤阳助寒。

②温热性药物 对人体 的不良作用是伤阴助火。

## 考点 4:

苦味:

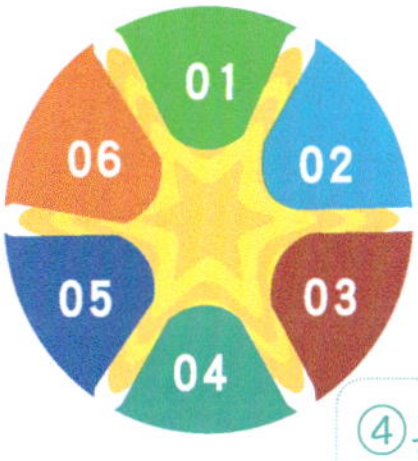


①具有苦味且能通泄的中药是大黄等。

②具有苦味且能降泄的中药是苦杏仁、代赭石等。

③具有苦味且能清泄的中药是栀子、黄连等。

④具有苦味且能燥湿的中药是苍术、厚朴、黄柏、苦参等。

⑤具有苦味且能坚阴的中药是黄柏、知母等。

⑥具有苦味且能坚厚肠胃的中药是黄连等。

## 考点 5:

气味配合与疗效的关系:

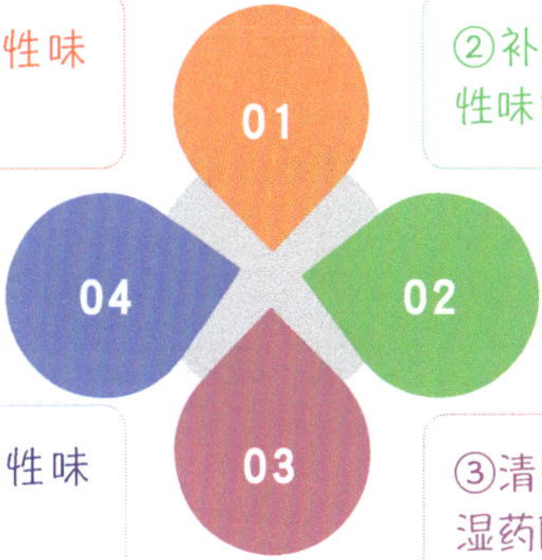


①发散风寒药的性味多为辛温。

②补气药或助阳药的性味多为甘温。

③清热解毒药或清热燥湿药的性味多为苦寒。

④发散风热药的性味多为辛凉。

## 考点 6:

药物的性味:

①升浮药物大多具有的性味是性温热、味辛甘。

②沉降药物大多具有的性味是性寒凉、味酸苦咸。

## 考点 7：

升降浮沉的所示效用：

①升浮性中药所示效用是升阳发表、祛风散寒、涌吐、开窍等。

②沉降性中药所示效用是泻下、清热、利水渗湿、重镇安神、潜阳息风、消积导滞、降逆止呕、收敛固涩、止咳平喘等。

## 考点 8：

升降浮沉的临床应用：

升浮沉降

①宜用升浮性中药的是病位在上在表，病势下陷类病证。

②宜用沉降性中药的是病位在下在里，病势上逆类病证。

口诀：顺其病位，逆其病势。

## 考点 9：

具有升浮和沉降二向性的中药有胖大海、前胡等。

## 考点 10：

归经的理论基础是藏象学说、经络学说。

## 考点 11：

水提醇沉法和醇提水沉法：

①水提醇沉法：在药材浓缩水提取液中加入数倍量高浓度乙醇，可沉淀除去的杂质有多糖、蛋白质等。

②醇提水沉法：在浓缩乙醇提取液中加入数倍量水稀释，放置后可沉淀除去的杂质有树脂、叶绿素等。

## 考点 12：

属于半化学吸附的是聚酰胺的氢键吸附。

口诀：请聚在一起。

**考点 13：**

具有选择性吸附和分子筛性能的是大孔吸附树脂。

**考点 14：**

药物分类：

①按药物的分散状态分类，属于真溶液型药物剂型的有芳香水剂、溶液剂、甘油剂、醑剂等。

②按制法分类，属于无菌制剂的有注射剂、滴眼剂等。

**考点 15：**

不宜设计为口服制剂的药物：

①在胃肠道中不稳定的药物。

②因肝脏首过效应易失效的药物。

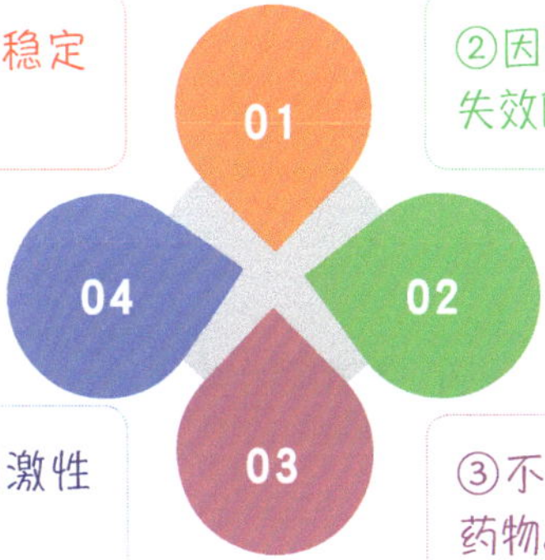


③不被胃肠道吸收的药物。

④对胃肠道有刺激性的药物。

口诀：不稳刺激不吸收，首过效应易失效。

**考点 16：**

急症患者和慢性病患者：

①急症患者宜选用的剂型有注射剂、气雾剂、舌下片、滴丸等。

②慢性病患者宜选用的剂型有丸剂、片剂、膏药及长效缓释制剂等。

## 考点 17：

口服药物的吸收部位主要是胃肠道，非口服药物的吸收部位包括肌肉组织、口腔、皮肤、直肠、肺、鼻腔和眼部等。

## 考点 18：

中药药理作用的特点：

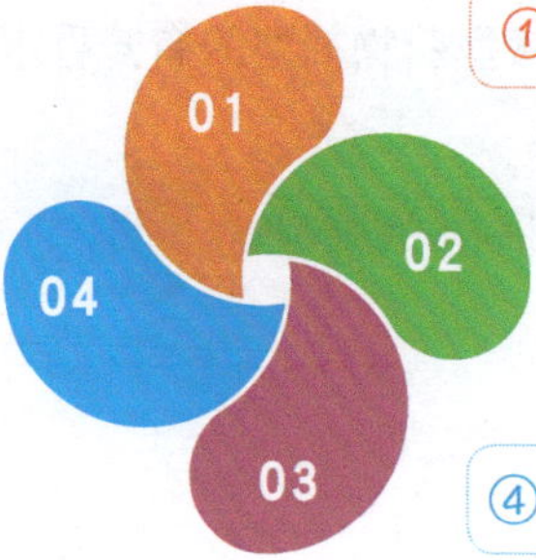


①中药药理作用与功效的一致性与差异性。

②中药药理作用的多样性。

③中药药理作用的双向性。

④中药量效关系的复杂性。

## 考点 19：

结构较疏松的药材有南沙参、生晒参等。

## 考点 20：

富含淀粉显粉性的药材有山药、半夏等。

## 考点 21：

含纤维多、韧性较强的药材有桑白皮、葛根等。

## 考点 22：

含糖、黏液多、黏性大的药材有黄精、地黄等。

## 考点 23：

富含淀粉、多糖成分的药材，经蒸、煮糊化干燥后常质地坚实，呈半透明角质样，如红参、延胡索、天麻等。

**考点 24:**

唇形科、伞形科的药材因含有挥发油而有明显特殊香气，如荆芥、白芷、薄荷、当归、川芎等。修订

**考点 25:**

因含有丹皮酚而具有特殊香气的药材有牡丹皮、徐长卿等。

**考点 26:**

秦皮浸出液在日光下显碧蓝色荧光。

**考点 27:**

苏木投入热水中，水液显鲜艳的桃红色。

**考点 28:**

西红花加水浸泡后，水液染成黄色，药材不变色。

**考点 29:**

熊胆粉投入清水中，即在水面旋转并呈黄色线状下沉，且短时间内不扩散。

**考点 30:**

降香微有香气，点燃则香气浓烈，有油状物流出，灰烬呈白色。

**考点 31:**

海金沙火烧有爆鸣声且闪光。

**考点 32:**

大黄粉末升华物有黄色枝状、针状和羽状结晶。

**考点 33:**

薄荷的升华物为薄荷脑，呈无色针簇状结晶。

## 考点 34:

牡丹皮、徐长卿根的升华物为丹皮酚，呈长柱状或针状、羽状结晶。

## 考点 35:

斑蝥的升华物为斑蝥素，呈白色柱状或小片状结晶。

## 考点 36:

《中国药典》中，与纯度相关的检查主要包括杂质检查、水分测定、干燥失重、灰分测定、色度检查、酸败度测定等。

## 考点 37:

《中国药典》规定，穿心莲药材中含叶量不得少于 30%，薄荷药材中含叶量不得少于 30%，广藿香药材中含叶量不得少于 20% 等。

## 考点 38:

延缓药物水解的方法：调节 pH、降低温度、改变溶剂或制成干燥固体制剂等。

## 考点 39:

防止药物氧化的方法：降低温度、避光、驱逐氧气、添加抗氧剂、控制微量金属离子、调节 pH。

## 考点 40:

品种对中药质量的影响不容忽视，一药多基原情况普遍存在，来源同属于 2 个种以上的中药：大黄（3 种）、甘草（3 种）、秦艽（4 种）、海马（5 种）、川贝母（6 种）、石决明（6 种）等。

## 考点 41:

产于内蒙古自治区的地道药材有甘草、麻黄、黄芪等。

## 考点 42：

常用药材的主产地：

01 当归的主产地是甘肃省。　口诀：归宿。

02 泽泻的主产地是福建省。　口诀：福泽。

03 板蓝根的主产地是河北省。

04 金银花的主产地是山东省。

05 薄荷的主产地是江苏省。

06 枳壳的主产地是江西省。

07 木瓜的主产地是安徽省。

## 考点 43：

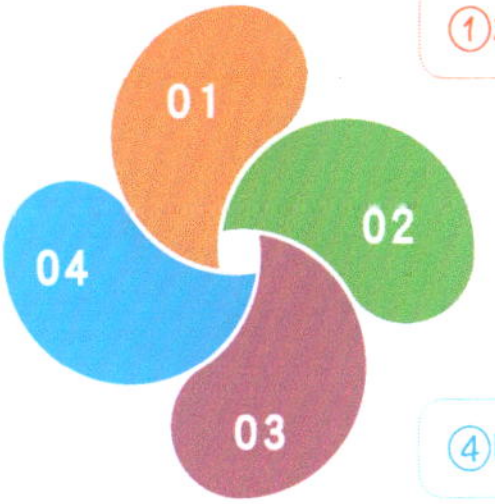


①槐花中芦丁含量最高的时期是花蕾期。

②甘草中甘草甜素含量最高的时期是开花前期。

③三颗针根的适宜采收期是落果期。

④哈蟆油的适宜采收期是霜降期。

### 考点 44：

以 3 年生者为最佳采收年限的药材是牡丹皮；6 年生者且秋季为适宜采收期的栽培药材是人参。

### 考点 45：

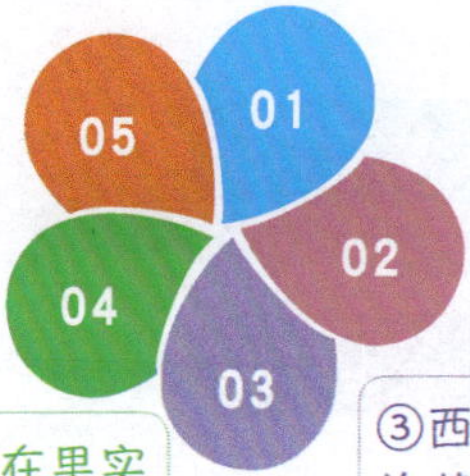


①桑叶的适宜采收期为秋、冬时节。

②洋金花适宜在花初开时采摘。

③西红花的适宜采收期为花盛开时；红花适宜在花冠由黄色变为红色时采摘。

④山茱萸适宜在果实成熟经霜变红后采摘。

⑤斑蝥、红娘子、青娘子可在清晨露水未干时捕捉。

### 考点 46：

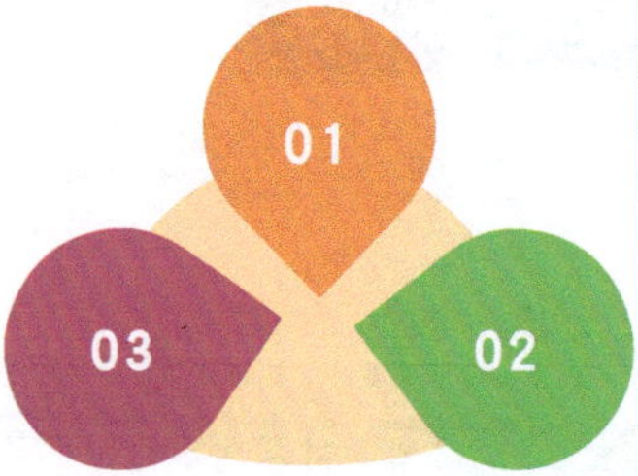


①一些较大的根及根茎类、坚硬的藤木类和肉质的果实类药材，产地加工时主要是趁鲜切成块、片。

②含浆汁、淀粉或糖分多的药材，产地加工时应先蒸、煮或烫。

③有些药材在产地加工过程中为了促使变色，增强气味或减小刺激性，利于干燥，常采用“发汗”的加工方法。

### 考点 47：

《中国药典》规定，“低温干燥”的温度一般不超过 60 ℃。

## 考点48：

净制的目的：

①除去泥沙杂质及虫蛀霉变品。

②进行大小分档。

③分离不同药用部位。

④除去非药用部位。

## 考点49：

清除杂质的方法包括挑选、筛选、风选、水选、磁选。

## 考点50：

去除非药用部位，按净制要求主要可分为去残根、去残茎、去皮壳、去心、去毛、去核、去瓤、去枝梗、去头尾足翅、去残肉、去芦等。

## 考点51：

需要抽取木心的药材：巴戟天、五加皮、地骨皮、牡丹皮、白鲜皮、香加皮、桑白皮等。

## 考点52：

软化方法：

软化方法

①黄芩蒸润后切片，使其断面呈黄色，保证药效。

②木瓜蒸后呈棕红色，趁热切片。

③鹿茸刮去茸毛，加酒稍润，置高压锅脐上喷汽趁热切片，边蒸边切，既保证质量又利于切片。

### 考点 53：

药材软化程度检查方法：

①弯曲法，如白芍、山药、木通、木香等。

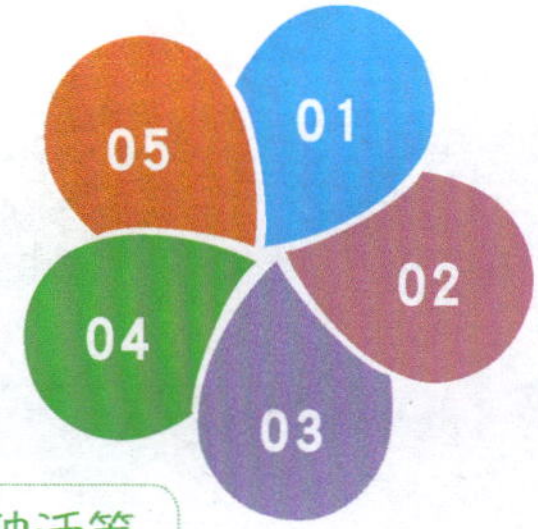


②指掐法，如白术、白芷、天花粉、泽泻等。

③穿刺法，如大黄、虎杖等。

④手捏法，如当归、独活等。

⑤刀切或折断法，如大黄、白术、川芎等。

### 考点 54：

手捏法：黄芩、延胡索、枳实、雷丸等须润至手握无响声及无坚硬感为宜。

### 考点 55：

干燥后的饮片含水量应控制在 7% ～ 13% 之间。

### 考点 56：

常见的饮片类型：

①片：极薄片（0.5 mm 以下），薄片（1 ～ 2 mm），厚片（2 ～ 4 mm）。

②丝：细丝（2 ～ 3 mm），宽丝（5 ～ 10 mm）。

③段：短段（5 ～ 10 mm），长段（10 ～ 15 mm）。

## 考点 57：

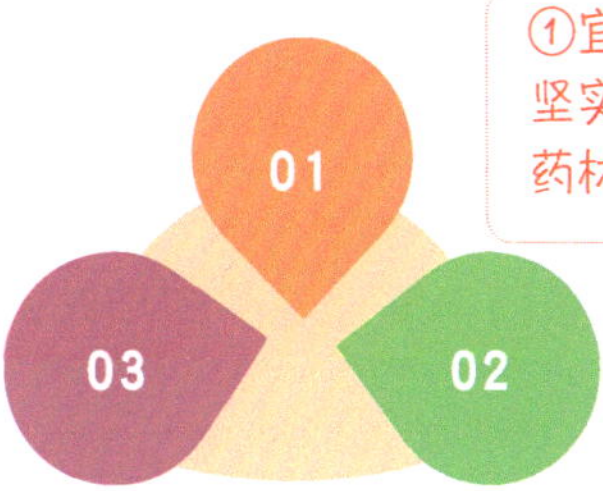


①宜切极薄片：质地极其致密坚实的木质类、动物骨和角类药材，如羚羊角、鹿角、降香等。

②宜切薄片：质地坚密、坚实的药材，如乌药、槟榔、当归、白芍、三棱等。

③宜切厚片：质地松泡、粉性大的药材，如山药、天花粉、茯苓、甘草、黄芪、南沙参等。

## 考点 58：

炒牛蒡子的炮制作用是缓和寒滑之性，宣散作用更强，长于解毒透疹，利咽散结，化痰止咳；同时起到杀酶保苷的作用，利于有效成分煎出。

## 考点 59：

炒芥子的炮制作用是缓和辛散走窜之性，避免耗气伤阴，并善于顺气豁痰；更利于粉碎和煎出，同时起到杀酶保苷的作用。

## 考点 60：

炒王不留行的炮制作用是使其质松泡，利于有效成分煎出且走散力强，长于活血通经，下乳，通淋。

## 考点 61：

炒莱菔子的炮制作用是使其变升为降，改变了涌吐痰涎的副作用，既缓和了药性，又利于粉碎和煎出；长于消食除胀、降气化痰。

## 考点 62：

炒苍耳子的炮制作用是降低毒性，偏于通鼻窍，祛风湿，止痛。

## 考点 63：

新增

炒决明子的炮制作用是缓和寒泻之性，有平肝养肾的功效。

## 考点 64：

炒焦的炮制目的是增强药物消食健脾的功效或减少药物的刺激性。

## 考点 65：

宜采用炒焦法炮制的药物有山楂、栀子、槟榔、苍术、六神曲、麦芽等。

## 考点 66：

焦山楂的炮制作用是减弱酸味，但增加了苦味，长于消食止泻，用于食积兼脾虚和痢疾。

## 考点 67：

炒山楂的炮制作用是减弱酸味，缓和对胃的刺激性，善于消食化积，用于脾虚食滞。

## 考点 68：

山楂炭的炮制作用是收敛，止血、止泻。

## 考点 69：

焦栀子的炮制作用是缓和苦寒之性（苦寒之性比炒栀子略弱），有清热除烦的功效，脾胃较虚弱者可用焦栀子。

## 考点 70：

新增

白茅根的炮制作用：白茅根炭味涩，寒性减弱。清热凉血作用轻微，止血作用增强，专用于出血证，并偏于收敛止血，常用于出血证较急者。

**考点 71：**

麸炒：

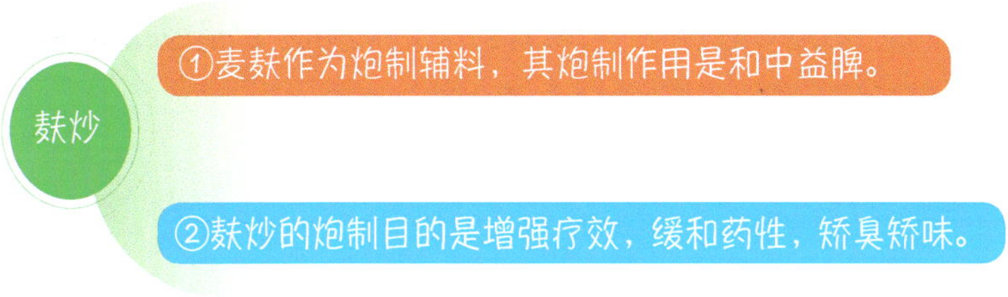


**考点 72：**

宜采用麸炒法炮制的药物有枳壳、苍术、白术、山药、枳实、六神曲、芡实、薏苡仁、僵蚕等。

**考点 73：**

麸炒枳壳的炮制作用是缓和其峻烈之性，偏于理气健胃消食。

**考点 74：**

麸炒苍术的炮制作用是减弱辛味，缓和燥性，气变芳香，有健脾和胃的作用。

**考点 75：**

①稻米作为炮制辅料，其炮制作用是补中益气，健脾和胃，除烦止渴，止泻痢。

②米炒的炮制目的是增强药物的健脾止泻作用，降低药物的毒性，矫正不良气味。

## 考点 76：

宜采用米炒法炮制的药物有斑蝥、党参、红娘子等。

口诀：一个班的红军入党。

## 考点 77：

米炒斑蝥的毒性降低，气味得到矫正，可内服；以通经、散结为主。米炒斑蝥降低毒性，是利用了斑蝥素的升华性。

## 考点 78：

①灶心土作为炮制辅料，其炮制作用是温中和胃，止血，止呕，涩肠止泻。

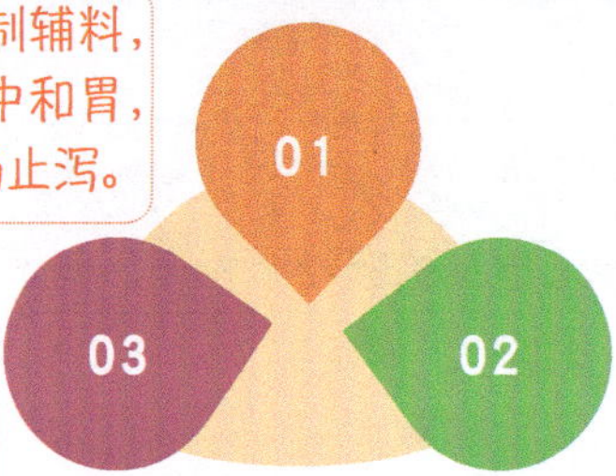


②土炒的炮制目的是增强药物的补脾止泻作用。

③宜采用土炒法炮制的药物有白术、山药、当归、白芍等。

口诀：土山猪当然少。

## 考点 79：

醋鳖甲的炮制作用是使其质酥易脆，易于粉碎及煎出有效成分，并能矫臭矫味，增强药物入肝消积、软坚散结的作用。

## 考点 80：

①砂炒鸡内金的炮制作用是使其质酥易脆，便于粉碎，矫正不良气味，并能增强健脾消积的作用。

②醋鸡内金的炮制作用是使其质酥易脆，矫正不良气味，疏肝助脾。

### 考点 81：

酒蕲蛇的炮制作用是增强祛风、通络、止痉，并可矫味，减少腥气，便于粉碎和制剂。

### 考点 82：

酒白芍的炮制作用是酸寒伐肝之性降低，入血分，善于调经止血，柔肝止痛。用于肝郁血虚，胁痛腹痛，月经不调，四肢挛痛。

### 考点 83：

酒丹参的炮制作用是缓和寒凉之性，增强活血祛瘀、调经止痛功能。

### 考点 84：

酒川芎的炮制作用是引药上行，增强活血、行气、止痛作用。

### 考点 85：

醋

①醋作为炮制辅料，其炮制作用是引药入肝、理气、止血、行水、消肿、解毒、散瘀止痛、矫味矫臭等。

②醋炙的炮制目的是降低毒性、缓和药性、引药入肝、增强活血止痛作用，矫臭矫味。

### 考点 86：

醋甘遂的炮制作用是降低毒性，缓和峻泻。

### 考点 87：

醋柴胡的炮制作用是缓和升散之性，增强疏肝止痛的作用。

### 考点 88：

醋乳香的炮制作用是缓和刺激性，利于服用，便于粉碎；增强活血止痛、收敛生肌的功效，并可矫臭矫味。

**考点 89：**

醋延胡索的炮制作用是增强行气止痛的作用。

**考点 90：**

制藤黄常用的炮制辅料有豆腐、荷叶、山羊血等。

**考点 91：**

制何首乌宜选用的炮制辅料是黑豆汁。

**考点 92：**

制何首乌的炮制作用是使其味转甘厚而性转温，增强了补肝肾、益精血、乌须发、强筋骨的作用，同时消除了生何首乌滑肠致泻的副作用。

**考点 93：**

熟地黄的药性由寒转温，味由苦转甜，功能由清转补，具有补血滋阴、益精填髓的功能。

**考点 94：**

黄精：

①蒸黄精：增强补脾、润肺、益肾功能。

②酒黄精：能助其药势，使之滋而不腻。

**考点 95：**

新增

菟丝子的炮制作用：

①盐菟丝子不温不寒，平补阴阳，并能引药归肾，增强补肾固精安胎的作用。

②酒菟丝子饼有增强温肾壮阳固精作用，并可提高煎出效果。

## 考点 96：

①黑顺片的炮制辅料是食用胆巴、调色液。

②白附片的炮制辅料是食用胆巴。

③炮附片宜采用砂炒法炮制。

④淡附片的炮制辅料是黑豆、甘草。

## 考点 97：

宜采用焯法进行炮制的药物有苦杏仁、白扁豆。

口诀：扁哭了。

## 考点 98：

宜采用复制法进行炮制的药物有半夏、天南星。

口诀：复制半天。

## 考点 99：

宜采用发酵法进行炮制的药物有六神曲。采用发酵法炮制药物时，适宜的温度、相对湿度和 pH 分别是 30 ～ 37 ℃、70% ～ 80% 和 4 ～ 8。

口诀：发神曲。

## 考点 100：

发芽法

①发芽的温度一般以 18 ～ 25 ℃为宜，浸渍后含水量控制在 42% ～ 45% 之间为宜。

②在发芽前应先测定发芽率，要求发芽率在 85% 以上。

## 考点 101：

新增

宜采用制霜法进行炮制的药物有巴豆、西瓜霜、砒霜、柏子仁等。

## 考点 102：

宜采用煨法进行炮制的药物有肉豆蔻、木香、诃子、葛根等。

## 考点 103：

芒硝宜采用的炮制方法是提净法。

## 考点 104：

宜采用水飞法进行炮制的药物有朱砂、雄黄、煅炉甘石等。

## 考点 105：

①清半夏的炮制需用白矾，其炮制作用是长于化痰，以燥湿化痰为主。

②姜半夏的炮制需用生姜、白矾，其炮制作用是增强了降逆止呕作用，以温中化痰、降逆止呕为主。

③法半夏的炮制需用甘草、生石灰，其炮制作用是偏于祛寒痰，同时具有调和脾胃的作用。

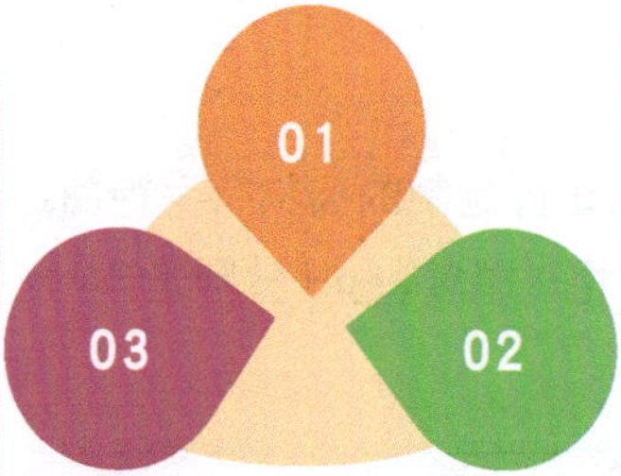


## 考点 106：

宜采用干馏法炮制的药物有竹沥、蛋黄油等。

口诀：沥干油。

## 考点 107:

生物碱

①属于吡啶类的生物碱有槟榔碱、槟榔次碱、烟碱、胡椒碱、苦参碱、氧化苦参碱、金雀花碱等。

②属于莨菪烷类的生物碱有莨菪碱、山莨菪碱、东莨菪碱、可卡因（古柯碱）等。

口诀：古山冬很浪漫。

## 考点 108:

①属于吲哚类的生物碱有大青素 B、靛苷、吴茱萸碱、利血平、士的宁、长春碱、长春新碱等。

②属于有机胺类的生物碱是麻黄碱、秋水仙碱、益母草碱等。

## 考点 109:

小檗碱属于季铵型生物碱，易溶于水和酸水。小檗碱盐酸盐、麻黄碱草酸盐难溶于水。

口诀：小李。

## 考点 110:

生物碱根据酸度系数（pKa）值大小可分为：

01 ①强碱（pKa > 11），如季铵碱、胍类生物碱。

02 ②中强碱（pKa=7 ~ 11），如脂胺、脂杂环类生物碱。

03 ③弱碱（pKa=2 ~ 7），如芳香胺、*N*-六元芳杂环类生物碱。

04 ④极弱碱（pKa < 2），如酰胺、*N*-五元芳杂环类生物碱。

## 考点 111：

常用的生物碱沉淀试剂：

①碘化铋钾试剂。
②碘化汞钾试剂。
③碘-碘化钾试剂。
④硅钨酸试剂。
⑤饱和苦味酸试剂。
⑥雷氏铵盐试剂。

口诀：乌龟（硅钨）很苦恼（苦味酸），需要姓雷（雷氏铵盐）的人点化（碘化）。

## 考点 112：

苷类化合物根据苷键原子的不同分类：O-苷、S-苷、N-苷、C-苷。根据苷元不同，氧苷（O-苷）分为醇苷、酚苷、氰苷、酯苷、吲哚苷。

## 考点 113：

①属于醇苷的化合物有红景天苷、毛茛苷、獐牙菜苦苷等；
②属于酚苷的化合物有天麻苷、水杨苷等；
③属于氰苷的化合物是苦杏仁苷；
④属于酯苷的化合物是山慈菇苷 A；
⑤属于吲哚苷的化合物是靛苷。

## 考点 114：

按苷键原子不同，苷被酸水解的易难顺序为 N-苷、O-苷、S-苷、C-苷。

## 考点 115：

苦杏仁苷是一种氰苷，其水解最终产物为苯甲醛和氢氰酸。苯甲醛具有特殊香味，常将此作为鉴别苦杏仁苷的方法。

## 考点 116：

Molish 反应的试剂组成为 α - 萘酚和浓硫酸，此反应可用于检识糖和苷类化合物。

## 考点 117：

《中国药典》中，以苦杏仁苷为指标成分进行含量测定的中药有苦杏仁、桃仁、郁李仁。

口诀：逃离苦境。

## 考点 118：

蒽醌类衍生物酸性强弱排列顺序为含 -COOH、含两个及以上 β -OH、含一个 β -OH、含两个及以上 α -OH、含一个 α -OH。

## 考点 119：

采用碱梯度萃取法来分离蒽醌类化合物：

①分出含 -COOH、两个或多个 β -OH 的蒽醌，可选用 5% 碳酸氢钠溶液。

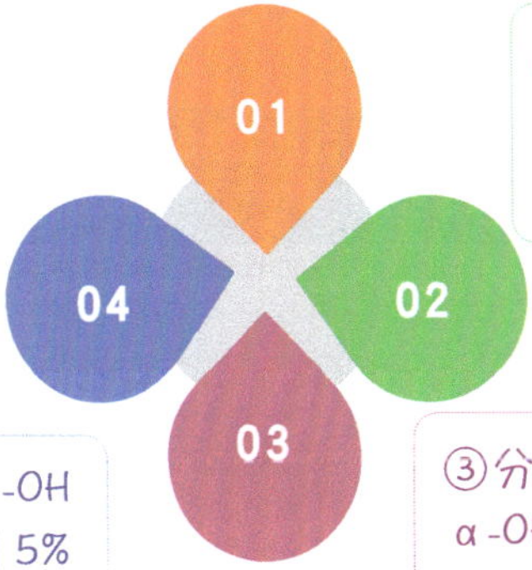


②分出含一个 β -OH 的蒽醌，可选用 5% 碳酸钠溶液。

③分出含两个或多个 α -OH 的蒽醌，可选用 1% 氢氧化钠溶液。

④分出含一个 α -OH 的蒽醌，可选用 5% 氢氧化钠溶液。

## 考点 120：

Feigl 反应用于检识所有醌类化合物。

## 考点 121：

无色亚甲蓝乙醇溶液（1 mg/mL）专用于检出苯醌及萘醌类化合物，可与蒽醌类化合物区别。

## 考点 122：

Kesting-Craven 反应可用于区别苯醌及萘醌类化合物与蒽醌类化合物。

## 考点 123：

《中国药典》规定，以大黄酚、橙黄决明素为指标成分对决明子进行含量测定。

## 考点 124：

属于简单香豆素类化合物的有伞形花内酯、茵芋苷等。

口诀：雨伞很简单。

## 考点 125：

呋喃香豆素

①属于 6,7- 呋喃骈香豆素型化合物的有补骨脂内酯、香柑内酯、花椒毒内酯、欧前胡内酯、紫花前胡内酯等。

②属于 7,8- 呋喃骈香豆素型化合物的有白芷内酯（异补骨脂内酯）、异香柑内酯、茴芹内酯等。

## 考点 126：

01 ①属于 6,7- 吡喃骈香豆素型化合物的有花椒内酯、美花椒内酯等。

02 ②属于 7,8- 吡喃骈香豆素型化合物的有邪蒿内酯、沙米丁、维斯纳丁等。

03 ③属于其他吡喃香豆素类化合物的有别美花椒内酯、狄佩它妥内酯等。

## 考点 127：

属于异香豆素类化合物的有茵陈炔内酯、仙鹤草内酯等。

## 考点 128：

属于木脂素类化合物的有五味子醇甲、厚朴酚、和厚朴酚、连翘苷、连翘酯苷 A、细辛脂素等。

## 考点 129：

具有挥发性的香豆素成分是分子量小的香豆素。

## 考点 130：

秦皮

①《中国药典》规定，秦皮的质量控制成分为秦皮甲素（七叶苷）、秦皮乙素（七叶内酯）。

②秦皮甲素（七叶苷）和秦皮乙素（七叶内酯）均属于简单香豆素类化合物。

口诀：齐秦很简单。

## 考点 131：

《中国药典》规定，前胡的质量控制成分为白花前胡甲素、白花前胡乙素。

## 考点 132：

《中国药典》规定，肿节风的质量控制成分为异嗪皮啶、迷迭香酸。

口诀：风靡异乡。

## 考点 133：

《中国药典》规定，补骨脂的质量控制成分为补骨脂素（补骨脂内酯）、异补骨脂素（异补骨脂内酯）。

### 考点 134：

《中国药典》规定，五味子的质量控制成分为五味子醇甲。

### 考点 135：

《中国药典》规定，厚朴的质量控制成分为厚朴酚、和厚朴酚。

### 考点 136：

《中国药典》规定，连翘的指标成分为挥发油、连翘苷、连翘酯苷 A。

### 考点 137：

细辛

① 《中国药典》规定，以细辛脂素为指标成分对细辛进行含量测定，含量不得少于 0.050%，同时规定挥发油不得少于 2.0%（mL/g）。

② 《中国药典》规定，对细辛的马兜铃酸Ⅰ进行限量检查，要求其含量不得超过 0.001%。

### 考点 138：

黄酮类化合物的分类依据有中央三碳链的氧化程度、β - 环连接位置（2- 位或 3- 位）、三碳链是否成环等。

### 考点 139：

酚羟基数量及位置不同的黄酮类化合物的酸性强弱顺序为：7,4′- 二羟基、7- 二羟基或 4′- 羟基、一般酚羟基、5- 羟基。

口诀：7,4′、7 或 4′、一般、5。

### 考点 140：

与盐酸 - 镁粉（或锌粉）反应呈阳性的化合物有多数黄酮、黄酮醇、二氢黄酮、二氢黄酮醇类化合物。

口诀：美颜相机，返老还童。

### 考点 141：

与四氢硼钠（钾）反应呈阳性的化合物是二氢黄酮类化合物。

口诀：四氢找二氢。

### 考点 142：

可与 2% 二氯氧化锆甲醇溶液反应生成黄色的锆络合物，加入枸橼酸后，显著褪色的是 5- 羟基黄酮，不褪色的是 3- 羟基黄酮。

口诀：拒绝诬告。

### 考点 143：

氯化锶反应用于鉴别黄酮类化合物结构中的邻二酚羟基。

### 考点 144：

硼酸显色反应用于鉴别 5- 羟基黄酮或 2′ - 羟基查耳酮类结构。

口诀：二到五个朋友。

### 考点 145：

常用的含黄酮类化合物的中药有黄芩、葛根、银杏叶、槐花、陈皮、满山红、蒲黄、沙棘（新增）等。

口诀：黄沙手捧红花银杏树下深沉唱情歌。

释义：黄——蒲黄；沙——沙棘；红——满山红；花——槐花；银杏——银杏叶；沉——陈皮；情——黄芩；歌——葛根。

### 考点 146：

①无环单萜的代表化合物是香叶醇（牻牛儿醇）。

口诀：五香。

②单环单萜的代表化合物是薄荷醇（薄荷脑）。

口诀：单薄。

③属于双环单萜的化合物是龙脑（冰片）。

④属于环烯醚萜苷的化合物有栀子苷、京尼平苷、京尼平苷酸、鸡屎藤苷、梓醇、梓苷等。

口诀：北京的栀子和鸡。

⑤属于裂环环烯醚萜苷的化合物有龙胆苦苷、獐牙菜苷、獐牙菜苦苷等。

口诀：裂龙牙。

## 考点 147：

01 ①属于链状倍半萜的是金合欢醇（法尼醇）。

02 ②属于单环倍半萜的是青蒿素。

03 ③属于双环倍半萜的有马桑毒素、羟基马桑毒素、莪术醇等。

04 ④属于三环倍半萜的是环桉醇。

## 考点 148：

《中国药典》规定，薄荷的质量控制指标成分是挥发油和薄荷脑。

## 考点 149：

莪术

①莪术挥发油的主要有效成分包括吉马酮、莪术醇、莪术二醇、莪术酮及莪术二酮等，属于倍半萜类化合物。

②莪术的药理作用有抗肿瘤，抗纤维化、抗凝血，改变血液流变性、抗血小板聚集等。

## 考点 150:

《中国药典》规定，以桉油精（桉叶素）和龙脑为指标成分，对艾叶进行含量测定。

## 考点 151:

《中国药典》规定，肉桂的指标成分是桂皮醛和挥发油。

## 考点 152:

强心苷的颜色反应：

①甾体母核：醋酐 - 浓硫酸反应（Liebermann-Burchard 反应）、三氯化锑反应、三氯乙酸 - 氯胺 T 反应。

②C-17 位上不饱和内酯环：Legal 反应、Raymond 反应、Kedde 反应、Baljet 反应。

③ α - 去氧糖：Keller-Kiliani（K-K）反应、呫吨氢醇反应、对二甲氨基苯甲醛反应、过碘酸钠 - 对硝基苯胺反应。

## 考点 153:

胆汁酸的鉴别反应有 Pettenkofer 反应、Gregory-Pascoe 反应（可用于胆酸的含量测定）、Hammarsten 反应。

## 考点 154:

①属于人参皂苷二醇型（A 型）的有人参皂苷 $Rb_1$、人参皂苷 Rc、人参皂苷 Rd 等。

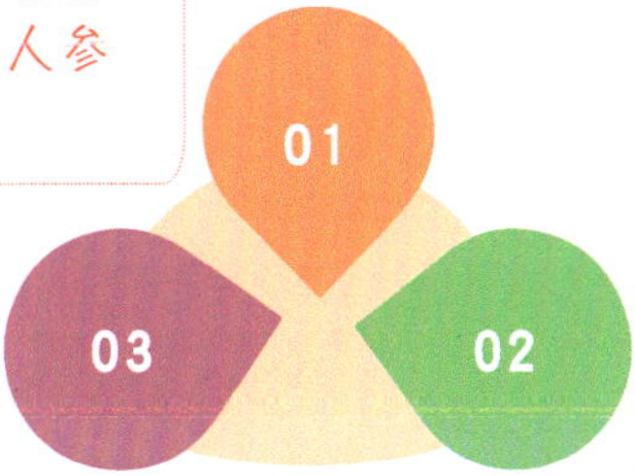


②属于人参皂苷三醇型（B 型）的有人参皂苷 Re、人参皂苷 Rf、人参皂苷 $Rg_1$ 等。

③属于齐墩果烷型（C 型）的是人参皂苷 Ro。

口诀：二型，bcd；三型，efg；C—O。

## 考点 155：

经过分离后的以人参三醇及齐墩果酸为苷元的人参皂苷有显著的溶血作用，而以人参二醇为苷元的人参皂苷则有抗溶血作用。

## 考点 156：

香加皮

①香加皮中含有的强心苷类化合物为甲型强心苷，其中杠柳毒苷和杠柳次苷为主要成分。

②杠柳毒苷是香加皮毒性的主要来源。

## 考点 157：

罗布麻叶中的加拿大麻苷属于甲型强心苷。

## 考点 158：

①蟾蜍甾二烯类化合物是蟾酥的主要化学成分之一，其结构中含有乙型强心苷元。

②蟾蜍甾二烯类和强心甾烯蟾毒类化合物是蟾酥中具有强心作用的两类成分。

③《中国药典》中，以蟾毒灵、华蟾酥毒基和脂蟾毒配基为指标成分对蟾酥进行含量测定。

## 考点 159:

当归

①《中国药典》规定，当归的指标成分是阿魏酸和挥发油。

②当归具有抗贫血、促进造血、抗炎镇痛，调节血压，降血脂，抗心肌缺血、抗脑缺血等作用。阿魏酸是当归抗心肌缺血的有效成分。

## 考点 160:

没食子酸鞣质水解后可产生没食子酸（或其缩合物）和多元醇。

## 考点 161:

组成缩合鞣质的基本单元是黄烷-3-醇，最常见的是儿茶素。

## 考点 162:

除去鞣质的方法：

①冷热处理法；

②石灰法（钙盐沉淀法）；

③铅盐沉淀法；

④明胶沉淀法；

⑤聚酰胺吸附法；

⑥溶剂萃取法。

## 考点 163:

麝香

①测定麝香含量的指标成分是麝香酮（*l*-3-甲基十五环酮）。

②麝香中对冠心病有与硝酸甘油同样疗效的成分是麝香酮。

## 考点 164：

斑蝥的抗癌活性成分为斑蝥素，其结构类型是单萜类。

## 考点 165：

根的横断面特征如下：

（1）双子叶植物根的横断面特征：

①自中心向外呈放射状结构；

②形成层环大多明显；

③中心常无髓；

④外表常有栓皮。

（2）单子叶植物根的横断面特征：

①自中心向外无放射状结构；

②内皮层环较明显；

③中央有髓；

④外表无木栓层。

口诀：双根有单根无。

## 考点 166：

根茎的横断面特征如下：

（1）双子叶植物根茎的横断面特征：

①外表常有木栓层；

②有放射状结构；

③中央有明显的髓部；

④形成层环明显。

（2）单子叶植物根茎的横断面特征：

①外表无木栓层；

②不呈放射状结构；

③无髓部；

④通常可见内皮层环纹。

**考点 167:**

单子叶植物的根一般为须根系。须根有的先端膨大成纺锤形块根，如百部、郁金、麦冬等。

**考点 168:**

绵马贯众来源于鳞毛蕨科植物粗茎鳞毛蕨的干燥根茎和叶柄残基。药材表面有黄棕色至黑褐色、排列整齐的叶柄残基及鳞片，叶柄残基断面有黄白色维管束 5 ～ 13 个环列。

口诀：绵绵不断的鱼鳞。

**考点 169:**

细辛来源于马兜铃科植物北细辛、汉城细辛或华细辛的干燥根和根茎。北细辛常卷曲成团。细辛饮片根细，外表面灰黄色，平滑或具纵皱纹，可见须根及须根痕。切面呈黄白色或白色，气辛香，味辛辣、麻舌。

**考点 170:**

何首乌药材呈团块状或不规则纺锤形，切断面呈浅黄棕色或浅红棕色，皮部有 4 ～ 11 个类圆形异形维管束环列，显“云锦状花纹”。

**考点 171:**

牛膝药材断面略呈角质样且油润，中心维管束木质部较大，黄白色，其外周散有多数黄白色点状异型维管束，习称“筋脉点”，断续排列成 2 ～ 4 轮。气微，味微甜而稍苦涩。

**考点 172:**

威灵仙来源于毛茛科植物的干燥根和根茎，药材以根长、皮黑肉白、质坚实、无地上残基者为佳。威灵仙味淡，棉团铁线莲味咸，东北铁线莲味辛辣。

### 考点 173：

川乌来源于毛茛科植物乌头的干燥母根。药材中部多向一侧膨大，断面形成层环纹呈多角形。味辛辣、麻舌。

### 考点 174：

白芍来源于毛茛科植物芍药的干燥根。白芍饮片切面微带棕红色或类白色，形成层环明显，可见稍隆起的筋脉纹呈放射状排列。气微，味微苦、酸。

### 考点 175：

赤芍来源于毛茛科植物芍药及川赤芍的干燥根。药材断面呈粉白色或粉红色，皮部窄，木部放射状纹理明显，有的有裂隙。气微香，味微苦、酸涩。

### 考点 176：

延胡索（元胡）来源于罂粟科植物延胡索的干燥块茎。药材表面有不规则的网状皱纹，顶端有略凹陷的茎痕，底部常有疙瘩状突起；断面呈黄色，角质样，有蜡样光泽。

### 考点 177：

板蓝根来源于十字花科植物菘蓝的干燥根。药材根头略膨大，可见暗绿色或暗棕色轮状排列的叶柄残基和密集的疣状突起；断面皮部为黄白色，木部为黄色。

### 考点 178：

南板蓝根来源于爵床科植物马蓝的干燥根茎及根，饮片切面呈灰蓝色至淡黄褐色，中央有类白色或灰蓝色海绵状的髓。

**考点 179：**

重楼来源于百合科植物的干燥根茎。药材呈结节状圆柱形，略弯曲，密生层状突起的粗环纹。

**考点 180：**

土茯苓来源于百合科。饮片切面呈黄白色或红棕色，粉性，可见点状维管束及多数小亮点；折断时粉尘飞扬，以水湿润后有黏滑感。

**考点 181：**

艾叶、醋艾炭的粉末显微特征中，非腺毛有 T 形毛和单列非腺毛两种，腺毛表面观呈鞋底形。

**考点 182：**

金银花的粉末显微特征中，非腺毛为单细胞。

**考点 183：**

洋金花的粉末显微特征中，花萼、花冠裂片边缘、花丝基部均有非腺毛。

**考点 184：**

莪术来源于姜科植物蓬莪术、广西莪术或温郁金的干燥根茎，后者习称“温莪术”。饮片切面呈黄绿色、黄棕色或棕褐色，内皮层环纹明显，散在“筋脉”小点。

**考点 185：**

川木通来源于毛茛科植物小木通或绣球藤的干燥藤茎。饮片木部有黄白色放射状纹理及裂隙，其间密布细孔（导管），髓部较小，类白色或黄棕色，偶有空腔。

**考点 186：**

槲寄生来源于桑寄生科植物槲寄生的干燥带叶茎枝。饮片切面髓部常偏向一边，气微，味微苦，嚼之有黏性。

**考点 187：**

桑寄生来源于桑寄生科植物桑寄生的干燥带叶茎枝。饮片表面有细纵纹，并有多数细小突起的棕色皮孔，嫩枝有的可见棕褐色茸毛。

**考点 188：**

大血藤来源于木通科植物大血藤的干燥藤茎。药材断面皮部红棕色，有数处向内嵌入木部，木部呈黄白色，有多数细孔状导管，射线呈放射状排列。

**考点 189：**

苏木来源于豆科植物苏木的干燥心材。药材表面呈黄红色至棕红色，有刀削痕，常见纵向裂缝；断面有的可见暗棕色、质松、带亮星的髓部。

**考点 190：**

鸡血藤来源于豆科植物的干燥藤茎。药材切面木部呈红棕色或棕色，导管孔多数；韧皮部有树脂状分泌物，呈红棕色至黑棕色，与木部相间排列成数个同心性椭圆形环或偏心性半圆形环；髓部偏向一侧。

**考点 191：**

降香药材表面呈紫红色或红褐色，切面有致密的纹理；火试则香气浓烈，有油状物流出，灰烬白色。

### 考点 192：

沉香来源于瑞香科植物白木香含有树脂的木材。药材表面有刀削痕，可见黑褐色树脂与黄白色木部相间的斑纹、孔洞及凹窝；表面多呈朽木状；燃烧时有浓烟及强烈香气，并有黑色油状物渗出。

### 考点 193：

通草来源于五加科植物通脱木的干燥茎髓。药材断面平坦，显银白色光泽，中部有空心或半透明圆形的薄膜，纵剖面薄膜呈梯状排列。

### 考点 194：

石斛饮片呈扁圆柱形或圆柱形的段；表面为金黄色、绿黄色或棕黄色，有光泽，有深纵沟或纵棱，有的可见棕褐色的节；气微，味淡或微苦，嚼之有黏性。

### 考点 195：

桑白皮药材体轻，质韧，纤维性强，难折断；易纵向撕裂，撕裂时有粉尘飞扬；气微，味微甘。

### 考点 196：

牡丹皮呈筒状或半筒状，栓皮脱落处为粉红色，内表面常见发亮的结晶，断面淡粉红色，粉性。

### 考点 197：

厚朴药材干皮内表面呈紫棕色或深紫褐色，划之显油痕，断面有油性，有的可见多数小亮星，气香，味辛辣、微苦。

**考点 198：**

肉桂药材内表面呈红棕色，划之显油痕，断面内外两层中间有 1 条黄棕色的线纹；气香浓烈，味甜、辣。

**考点 199：**

杜仲药材外表面可见明显的斜方形皮孔；断面有细密、银白色、富弹性的橡胶丝相连。

**考点 200：**

黄柏药材呈板片状或浅槽状，外表面为黄棕色或黄褐色，内表面为暗黄色或淡棕色；断面纤维性，呈裂片状分层，深黄色；气微，味极苦，嚼之有黏性。

**考点 201：**

白鲜皮药材质脆，折断时有粉尘飞扬；断面不平坦，剥去外层，迎光可见有闪烁的小亮点；有羊膻气，味微苦。

**考点 202：**

苦楝皮药材外表面有交织的纵皱纹和点状灰棕色皮孔；质韧，不易折断，断面纤维性，呈层片状，易剥离；气微，味苦。

**考点 203：**

地骨皮药材外表面粗糙，有不规则的纵裂纹，易呈鳞片状剥落；体轻，质脆，易折断；断面不平坦，外层为黄棕色，内层为灰白色。

**考点 204：**

侧柏叶药材多分枝，小枝扁平；叶细小为鳞片状，交互对生，贴伏于枝上，呈深绿色或黄绿色。

## 考点 205：

新增

白头翁呈类圆柱形或圆锥形，皮部易脱落，露出黄色的木部，近根头处常有朽状凹洞。根头部稍膨大，有白色绒毛。

## 考点 206：

新增

甘遂呈椭圆形、长圆柱形或连珠形，断面粉性，木部微显放射状纹理，长圆柱状者纤维性较强，味微甘而辣。

## 考点 207：

新增

白茅根有的可见稍隆起的节，切面皮部呈白色，多有裂隙，放射状排列，中柱淡黄色或中空，易与皮部剥离。

## 考点 208：

新增

山慈菇呈圆锥形、瓶颈状或不规则团块，顶端渐尖，断头处呈盘状，基部膨大且圆平，中央凹入，有 1~2 条环节，多偏向一侧。

## 考点 209：

以动物的分泌物入药的中药有麝香、蟾酥、熊胆粉、虫白蜡、蜂蜡等。

## 考点 210：

以动物的排泄物入药的中药有五灵脂、蚕沙、夜明砂等。

## 考点 211：

以动物的病理产物入药的中药有珍珠、僵蚕、牛黄、马宝、猴枣、狗宝等。

**考点 212：**

广地龙药材全体具有环节，第 14 ~ 16 环节为生殖带，习称“白颈”。

**考点 213：**

全蝎药材头胸部与前腹部呈扁平长椭圆形，后腹部呈尾状；末节有锐钩状毒刺，毒刺下方无距。

**考点 214：**

土鳖虫入药部位是雌虫干燥体。药材地鳖呈扁平卵形，前端较窄，后端较宽，背部为紫褐色，具有光泽，无翅。

**考点 215：**

僵蚕药材表面呈灰黄色，被有白色粉霜状的气生菌丝及分生孢子；足 8 对，质硬而脆，易折断；断面中间有亮棕色或亮黑色的丝腺环 4 个。

**考点 216：**

金钱白花蛇药材背部呈黑色或灰黑色，有白色环纹 45 ~ 58 个，黑白相间，背正中明显突起一条脊棱，脊鳞扩大呈六角形，尾下鳞单行。

**考点 217：**

乌梢蛇药材呈圆盘状，背鳞行数成双，背中央有 2 ~ 4 行鳞片强烈起棱，形成两条纵贯全体的黑线；脊部高耸呈屋脊状。

**考点 218：**

花鹿茸具有 1 个分枝者习称“二杠”，主枝习称“大挺”，离锯口约 1 cm 处分出侧枝，习称“门庄”；具有 2 个分枝者习称“三岔”。

口诀：花鹿茸别名 = 侧枝数 +1。

### 考点 219：

马鹿茸具有 1 个侧枝者习称“单门”，2 个侧枝者习称“莲花”，3 个侧枝者习称“三岔”，4 个侧枝者习称“四岔”。

口诀：马鹿茸别名 = 侧枝数。

### 考点 220：

朱砂属于硫化物类矿物，主含硫化汞（$HgS$）；粉末状者有闪烁的光泽，条痕呈红色至褐红色。

### 考点 221：

雄黄属于硫化物类矿物，主含二硫化二砷（$As_2S_2$）；药材晶面有金刚石样光泽，断面具有树脂样光泽，条痕呈淡橘红色。

### 考点 222：

赭石属于氧化物类矿物，主含三氧化二铁（$Fe_2O_3$）；药材呈暗棕红色或灰黑色；一面多有圆形的突起，习称“钉头”；另一面与突起相对应处有同样大小的凹窝；条痕呈樱红色或红棕色。

### 考点 223：

炉甘石属于碳酸盐类矿物，主含碳酸锌（$ZnCO_3$）；药材表面凹凸不平，多孔，似蜂窝状。

### 考点 224：

滑石属于硅酸盐类矿物，主含含水硅酸镁[$Mg_3(Si_4O_{10})(OH)_2$]；药材有蜡样光泽，手摸有滑润感，无吸湿性，置水中不崩散。

### 考点 225：

石膏属于硫酸盐类矿物，主含含水硫酸钙（$CaSO_4 \cdot 2H_2O$）；药材为纤维状的集合体，纵断面具有绢丝样光泽。

## 考点 226：

芒硝属于硫酸盐类矿物，主含含水硫酸钠（$Na_2SO_4 \cdot 10H_2O$）；药材断面呈玻璃样光泽。

## 考点 227：

硫黄主含硫（S），药材表面具有脂肪光泽；用手紧握置于耳旁，可闻轻微的爆裂声；断面常呈针状结晶形。

## 考点 228：

不宜制成散剂的药物有易吸湿的药物、易氧化变质的药物、含挥发性成分多且剂量大的药物、刺激性大的药物。

口诀：湿氧刺激灰大。

## 考点 229：

①按医疗用途分类，散剂可分为内服散剂、外用散剂。

②按药物组成分类，散剂可分为单味药散剂、复方散剂。

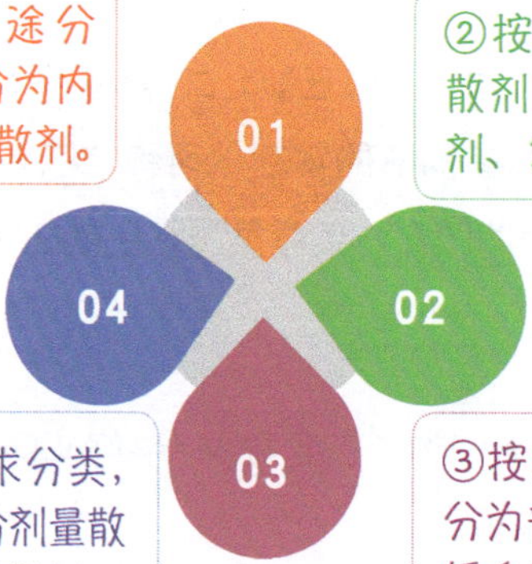


③按药物性质分类，散剂可分为普通散剂、特殊散剂（包括含毒性药散剂、含低共熔成分散剂、含液体成分散剂）。

④按给药要求分类，散剂可分为分剂量散剂、非分剂量散剂。

## 考点 230：

既可内服，又可局部用的散剂是七厘散、九分散等。

## 考点 231：

①属于含毒性药散剂的是九分散等。

②属于含低共熔成分散剂的是痱子粉、避瘟散等。

③属于含液体成分散剂的是蛇胆川贝散等。

## 考点 232:

①细粉系指能全部通过五号筛，并含不少于 95% 的能够通过六号筛的粉末。

01

②最细粉系指能全部通过六号筛，并含不少于 95% 的能够通过七号筛的粉末。

02

③极细粉系指能全部通过八号筛，并含不少于 95% 的能够通过九号筛的粉末。

03

## 考点 233:

中药散剂水分，除另有规定外，不得超过 9.0%。

口诀：散酒。

## 考点 234:

颗粒剂辅料：

辅料

①中药颗粒剂的辅料用量一般不超过清膏量的 5 倍。

②中药颗粒剂的辅料用量一般不超过干膏量的 2 倍。

## 考点 235:

除另有规定外，中药颗粒剂水分含量不得超过 8.0%。

口诀：磕巴。

**考点 236：**

口腔用片有含片、舌下片、口腔贴片。

**考点 237：**

一般不需要加崩解剂的片剂有口含片、舌下片、缓释片、咀嚼片。

**考点 238：**

片剂常用的崩解剂有干燥淀粉、羧甲淀粉钠、低取代羟丙纤维素、羟丙基淀粉、微晶纤维素、交联聚维酮、海藻酸钠、泡腾崩解剂［由碳酸氢钠（或碳酸钠）与有机酸（枸橼酸或酒石酸等）组成）］、崩解辅助剂（如聚山梨酯 80、月桂醇硫酸钠）等。

口诀：崩解干淀甲基淀，加上低取和交联。

**考点 239：**

片剂常用的润滑剂有硬脂酸镁、滑石粉、聚乙二醇、十二烷基硫酸钠、微粉硅胶等。

口诀：微距十二青花美。

**考点 240：**

一般不再进行崩解时限检查的片剂有咀嚼片、以冷冻干燥法制备的口崩片，以及规定检查溶出度、释放度的片剂等。

**考点 241：**

除另有规定外，应检查融变时限的片剂是阴道片，其融变时限为 30 min。

**考点 242：**

除另有规定外，应检查发泡量的片剂是阴道泡腾片。

## 考点 243：

浸出制剂

①属于醇浸出制剂的有药酒、酊剂、流浸膏剂等。

②属于含糖浸出制剂的有糖浆剂、煎膏剂等。

## 考点 244：

合剂、糖浆剂可以根据需要加入适宜的抑菌剂。山梨酸和苯甲酸的用量不得超过 0.3%；羟苯酯类的用量不得超过 0.05%。

## 考点 245：

表面活性剂的作用：

①HLB 值为 15 ~ 18 的表面活性剂适合用作增溶剂。

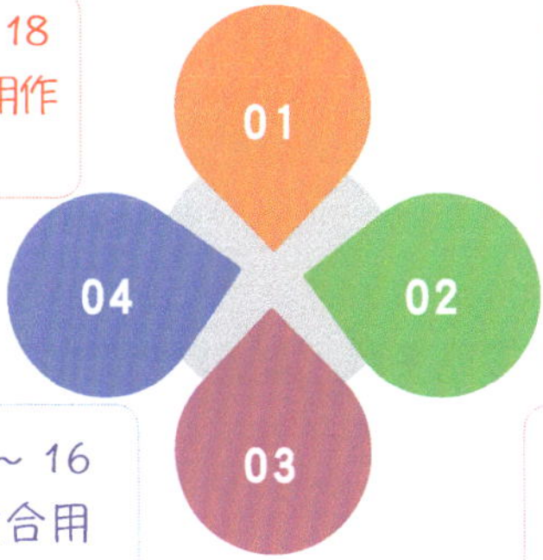


②HLB 值为 8 ~ 16 的表面活性剂适合用作 O/W 型乳化剂；HLB 值为 3 ~ 8 的表面活性剂适合用作 W/O 型乳化剂。

③HLB 值为 7 ~ 9 的表面活性剂适合用作润湿剂。

④HLB 值为 13 ~ 16 的表面活性剂适合用作去污剂。

## 考点 246：

乳剂的不稳定现象有分层、絮凝、转相、破裂、酸败等。

## 考点 247：

乳剂的不稳定现象：

①乳剂在放置过程中，乳滴逐渐聚集在上层或下层的现象，称为分层。

②由于ζ电位降低促使液滴聚集，出现乳滴聚集成团的现象，称为絮凝。

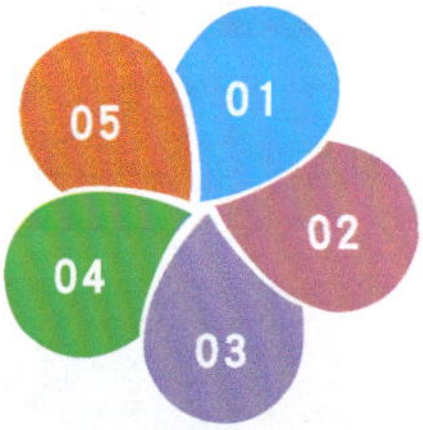


③由O/W型乳剂转变为W/O型乳剂或出现相反的变化，称为转相。

④分散相乳滴合并且与连续相分离成不相混溶的两层液体的现象，称为破裂。

⑤乳剂受外界因素及微生物作用，使体系中油相或乳化剂发生变质的现象，称为酸败。

## 考点 248：

致热能力最强的是革兰氏阴性杆菌所产生的热原。

## 考点 249：

产生热原反应的最主要致热物质是内毒素。

## 考点 250：

内毒素的主要成分是脂多糖，具有特别强的致热活性。

## 考点 251：

注射剂中污染热原的途径：

①溶剂是污染热原的主要途径；

②原辅料；

③注射剂制备时所用的用具、管道、装置、灌装注射剂的容器等接触药液的一切器具；

④制备过程中环境、工作人员、包装不严密等；

⑤临床应用过程中，多数临床使用注射器具。

## 考点 252:

热原的去除方法有高温法、酸碱法、凝胶滤过法、超滤法、反渗透法、离子交换法、吸附法等。

## 考点 253:

溶液型注射液应澄清；除另有规定外，混选型注射液原料药物粒径应控制在 15 μm 以下，含有 15~20 μm（间有个别 20~50 μm）者不应超过 10%，若有沉淀，振摇应容易分散均匀。

## 考点 254:

用于静脉注射、静脉滴注、鞘内注射、椎管内注射的溶液型注射液、注射用无菌粉末及注射用浓溶液，按《中国药典》规定检查不溶性微粒。

## 考点 255:

注射剂的增溶剂、乳化剂和助悬剂：

①除另有规定外，供静脉用的注射液，慎用增溶剂；椎管内注射用的注射液，不得添加增溶剂。

②常用的增溶剂有聚山梨酯 80、蛋黄卵磷脂、大豆磷脂等；聚山梨酯 80、大豆磷脂、卵磷脂也可用作乳化剂；甘油可用作助悬剂。

## 考点 256:

注射剂中调节 pH 的附加剂：

①注射剂的 pH 一般应在 4.0~9.0 之间，大剂量输入的注射液 pH 应接近中性。

②常用的调节 pH 的附加剂有盐酸、枸橼酸、氢氧化钠、氢氧化钾、碳酸氢钠、缓冲剂磷酸二氢钠和磷酸氢二钠等。

## 考点 257:

注射剂中常用的止痛剂有三氯叔丁醇、盐酸普鲁卡因、盐酸利多卡因等。

### 考点 258：

增溶剂或乳化剂有聚山梨酯 80、蛋黄卵磷脂、大豆磷脂等。

### 考点 259：

可在注射剂中防止药物氧化的附加剂：

①抗氧剂，如亚硫酸钠常用于偏碱性药液，亚硫酸氢钠、焦亚硫酸钠常用于偏酸性药液；

②惰性气体，如二氧化碳、氮气；

③金属离子络合剂，如乙二胺四乙酸、乙二胺四乙酸二钠。

### 考点 260：

外用膏剂中药物透皮吸收的 3 个阶段是释放、穿透、吸收。

### 考点 261：

外用膏剂中药物透皮吸收的主要途径是完整表皮的角质层细胞及其细胞间隙。

### 考点 262：

影响药物透皮吸收的因素：

①皮肤条件，包括应用部位、皮肤的病变、皮肤的温度和湿度、皮肤的清洁程度等。

②药物性质，包括药物的分子量大小、药物的脂溶性或水溶性。

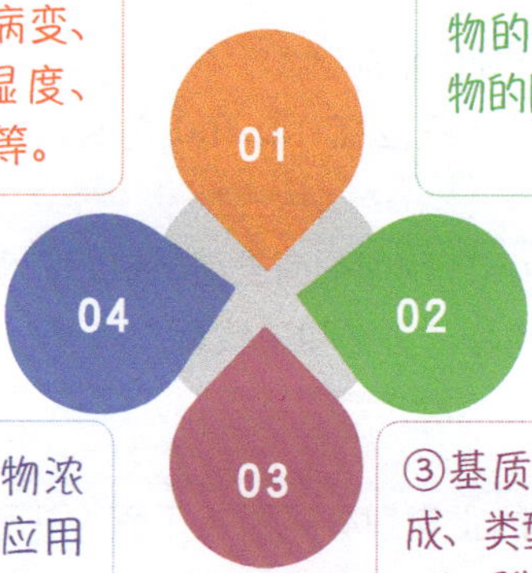


③基质，包括基质的组成、类型和性质，基质的 pH，附加剂，基质对皮肤的水合作用。

④其他，包括药物浓度、应用次数、应用面积、与皮肤接触时间等。

## 考点 263:

属于油脂性栓剂基质的是可可豆脂、半合成脂肪酸甘油酯类（如半合成椰子油酯、半合成山苍子油酯、半合成棕榈油酯）等。

口诀：可半合成油脂。

## 考点 264:

属于水溶性栓剂基质的是甘油明胶、聚乙二醇类、聚氧乙烯（40）、单硬脂酸酯、聚山梨酯 61、泊洛沙姆等。

口诀：聚字多溶水，甘油不是油，泊洛全是水。

## 考点 265:

具有同质多晶性的栓剂基质是可可豆脂。

口诀：可可同志。

## 考点 266:

甘油明胶在体温下能软化并缓慢溶于分泌液中；常用作阴道栓剂基质，但不适用于鞣酸等与蛋白质有配伍禁忌的药物。

## 考点 267:

直肠给药栓剂中药物的吸收途径：

①经直肠上静脉吸收，由门静脉进入肝脏，再由肝脏进入大循环。

②经直肠下静脉和肛门静脉吸收，由髂内静脉绕过肝脏，从下腔大静脉直接进入大循环。

③经直肠淋巴系统吸收。

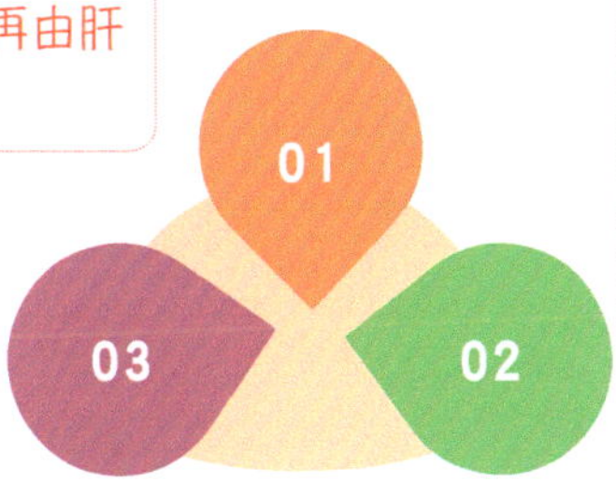


## 考点 268:

调释制剂的特点及分类：

调释制剂

①在规定释放介质中，按要求缓慢地非恒速释放药物的是缓释制剂。

②在规定释放介质中，按要求缓慢地恒速释放药物的是控释制剂。

③给药后不立即释放药物的制剂是迟释制剂，包括肠溶制剂、结肠定位制剂和脉冲制剂等。

## 考点 269：

贴膏剂的质量要求：

①检查含膏量和黏附力的是橡胶贴膏与凝胶贴膏；

②检查耐热性的是橡胶贴膏；

③检查赋形性的是凝胶贴膏；

④检查含量均匀度的是凝胶贴膏。

## 考点 270：

吸入制剂影响药物吸收的主要因素：

①药物的脂溶性及分子大小，吸入给药的吸收速度与药物的脂溶性成正比，与药物的分子大小成反比。

②雾滴（粒）粒径大小，雾滴（粒）的大小影响其在呼吸道沉积的部位，吸入气雾剂雾滴（粒）的粒径应在 10 μm 以下，其中大多数应在 5 μm 以下。雾滴过粗，药物易沉着在口腔、咽部及呼吸器官的各部位；粒子过小，雾滴（粒）易达到肺泡部位，但沉积减少，多被呼出，吸收较少。

## 考点 271：

灸剂：将艾叶等制成卷烟状或其他形状，供熏灼穴位或其他患部的外用制剂。

## 考点 272：

线剂：将丝线或棉线，置药液中先浸后煮，干燥制成的一种外用制剂。

## 考点 273：

熨剂：指饮片细粉或提取液与锻制铁砂混合制成的外用制剂。用时拌醋生热，利用热刺激及药物蒸汽透入熨贴的部位，活血通络，发散风寒。

## 考点 274：

丹剂：指汞及某些矿物药，高温下烧炼制成的不同结晶形状的汞的无机化合物。丹剂毒性较大，供外用。

## 考点 275：

条剂：用桑皮纸粘药膏后搓捻成细条，外用制剂，又称纸捻，用于中医外科插入疮口或瘘管。

## 考点 276：

钉剂：指饮片细粉加糯米制成软材，分剂量搓成细长而两端尖锐的外用制剂。钉剂多含有毒性药物或腐蚀性药物。一般供外科插入。

## 考点 277：

锭剂：不同形状的固体制剂。内服或外用，也可作嗅入或外搽药用。

## 考点 278：

①一级靶向制剂可使药物定向作用于特定组织或器官。修订

②二级靶向制剂可使药物定向作用于靶部位的特殊细胞。

③三级靶向制剂可使药物定向作用于细胞内的一定部位。

口诀：一定二胞三胞内。

## 考点 279：

微粒制剂常见的药物载体有微囊、微球、脂质体。

# 中药学

## 专业知识二

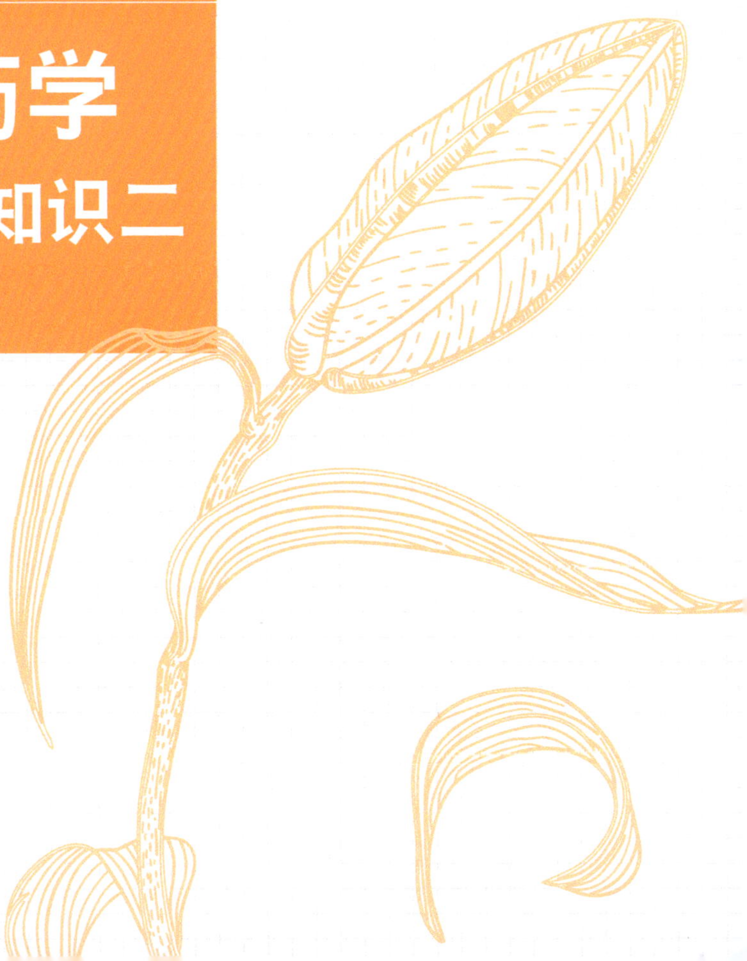

# 01 速记口诀

扫码开课

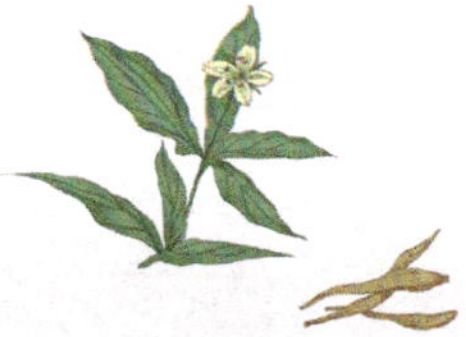

**考点 1：**

麻黄：发汗解表、宣肺平喘、利水消肿。

口诀：蚂蟥在水中喘。

**考点 2：**

修订

香薷：发汗解表、化湿和中、利水消肿。

口诀：相如画荷。

**考点 3：**

修订

桂枝：发汗解肌、温通经脉、助阳化气、平冲降逆。

口诀：洋气桂枝姐平时也通经。

**考点 4：**

修订

紫苏叶：解表散寒、行气和胃、解鱼蟹毒。

口诀：紫苏叶气味。

修订

紫苏梗：理气宽中，止痛、安胎。

口诀：胎宽更痛。

**考点 5：**

修订

生姜：解表散寒、温中止呕、化痰止咳、解鱼蟹毒。

口诀：见姜则温，OK（呕，咳）。

## 考点 6：

修订

荆芥：散风解表、透疹止痒、消疮。

口诀：芥→疥疮→消疮→痒。

## 考点 7：

修订

防风：祛风解表、胜湿止痛、止痉。

口诀：防风湿痛经。

## 考点 8：

羌活：解表散寒、祛风除湿、止痛。

口诀：抢（羌）风湿寒痛。

## 考点 9：

修订

细辛：解表散寒、祛风止痛、通窍、温肺化饮。

口诀：风寒中想不通，痛饮。

## 考点 10：

修订

白芷：解表散寒、祛风止痛、宣通鼻窍、燥湿止带、消肿排脓。

口诀：白芷世代中农，鼻子痛风。

## 考点 11：

苍耳子：散风寒、通鼻窍、祛风湿、止痛。

口诀：耳鼻风湿痛。

## 考点 12：

修订

薄荷：疏散风热、清利头目、利咽、透疹、疏肝行气。

口诀：不喝水头目咽真干。

**考点 13：**

牛蒡子：疏散风热、宣肺祛痰、利咽透疹、解毒消肿。

口诀：牛肺真毒，咽喉肿了。

**考点 14：**

修订

蝉蜕：疏散风热、利咽开音、透疹、明目退翳、息风止痉。

口诀：蝉竟然有透明的外衣。

**考点 15：**

修订

桑叶：疏散风热、清肺润燥、清肝明目、凉血止血。

口诀：桑叶风干两只肺。

**考点 16：**

修订

菊花：疏散风热、平抑肝阳、清肝明目、清热解毒。

口诀：清明风干毒菊花。

**考点 17：**

新增

葛根：解肌退热、生津止渴、透疹、升阳止泻、通经活络、解酒毒。

口诀：哥哥急诊晋升活络醒酒。

**考点 18：**

柴胡：疏散退热、疏肝解郁、升举阳气。

口诀：胡了→高兴→疏肝→士气高。

**考点 19：**

升麻：发表透疹、清热解毒、升举阳气。

口诀：毒升麻。

### 考点 20：

蔓荆子：疏散风热、清利头目。

口诀：慢性子很头痛。

### 考点 21：

修订

淡豆豉：解表、除烦、宣发郁热。

口诀：看淡点，表烦，不郁闷。

### 考点 22：

木贼：疏散风热、明目退翳。

口诀：笨贼目出血。

### 考点 23：

知母：清热泻火、滋阴润燥。

口诀：知母引灶火。

### 考点 24：

修订

天花粉：清热泻火、生津止渴、消肿排脓。

口诀：天津很热，总渴。

### 考点 25：

修订

栀子。内服：泻火除烦、清热利湿、凉血解毒。外用：消肿止痛。

口诀：侄子总是很凉血，娘上火心烦。

### 考点 26：

修订

夏枯草：清肝泻火、明目、散结消肿。

口诀：清明节吓哭小姐。

## 考点 27：

修订

决明子：清热明目、润肠通便。

口诀：决定眼睛明亮的种子。

## 考点 28：

苦参：清热燥湿、杀虫止痒、利尿。

口诀：清早撒羊尿。

## 考点 29：

修订

紫草：清热凉血、活血解毒、透疹消疮。

口诀：自学毒针。

## 考点 30：

水牛角：清热凉血、泻火解毒、定惊。

口诀：两毒钉射水牛。

## 考点 31：

金银花：清热解毒、疏散风热。

口诀：金银解散。

## 考点 32：

连翘：清热解毒、疏散风热、消肿散结、利尿。

口诀：巧接风中鸟。

## 考点 33：

紫花地丁：清热解毒、凉血消肿。

口诀：两种地丁。

## 考点 34：

大青叶：清热解毒、凉血消斑。

口诀：两般消。

## 考点 35：

板蓝根：清热解毒、凉血利咽。

口诀：大头老板买二两盐（板蓝根治疗大头瘟疫）。

## 考点 36：

青黛：清热解毒、凉血消斑、泻火定惊。

口诀：请代班莫惊。

## 考点 37：

修订

射干：清热解毒、消痰，利咽。

口诀：咽喉射痰。

## 考点 38：

山豆根：清热解毒、消肿利咽。

口诀：火焰山。

## 考点 39：

马勃：清肺、解毒、利咽、止血。

口诀：马伯伯验血死于肺热。

## 考点 40：

木蝴蝶：清热利咽、疏肝和胃。

口诀：木——树干（疏肝）。

## 考点 41：

修订

牛黄：清心、豁痰、开窍、凉肝、息风、解毒。

口诀：牛犊心甘情愿喜弹敲。

## 考点 42：

鱼腥草：清热解毒、排脓消痈、利尿通淋。

口诀：渔农用力一捅。

## 考点 43：

败酱草：清热解毒、消痈排脓、祛瘀止痛。

口诀：败将郁痛（败将瘀痛）。

## 考点 44：

大血藤：清热解毒、活血止痛、祛风通络。

口诀：以藤通络，血——活血止痛。

## 考点 45：

修订

马齿苋：清热解毒、凉血止血、止痢。

口诀：树林里有两匹马。

## 考点 46：

白头翁：清热解毒、凉血止痢。

口诀：阿爸白头，量力而行。

## 考点 47：

修订

穿心莲：清热解毒、凉血、消肿、燥湿。

口诀：两个人一箭穿心总找死。

**考点 48：**

金荞麦：清热解毒、排脓祛瘀。

口诀：浓郁的荞麦。

**考点 49：**

半边莲：清热解毒、利水消肿。

口诀：半边脸肿。

**考点 50：**

修订

半枝莲：清热解毒、化瘀利尿。

口诀：至于尿了吗。

**考点 51：**

土茯苓：解毒、除湿、通利关节。

口诀：是聪明伶俐。

**考点 52：**

鸦胆子：清热解毒、止痢截疟、外用腐蚀赘疣。

口诀：结识乌鸦啥理由。

**考点 53：**

新增

山慈菇：清热解毒、化痰散结。

口诀：姑姑谈解散。

**考点 54：**

新增

秦皮：清热解毒、收涩止痢、止带、明目。

口诀：手里有秦明的皮带。

## 考点55：

新增

青蒿：清虚热、除骨蒸、解暑热、截疟、退黄。

口诀：青蒿正好有两个黄种人姐姐。

## 考点56：

修订

地骨皮：凉血除蒸、清肺降火。

口诀：两地飞。

## 考点57：

白薇：凉血清热、利尿通淋、解毒疗疮。

口诀：白薇产后两次尿床。

## 考点58：

银柴胡：退虚热、清疳热。

口诀：白胡子干了（银胡虚疳）。

## 考点59：

修订

威灵仙：祛风湿、通络止痛。

口诀：通知神仙。

## 考点60：

修订

穿山龙：祛风除湿、舒筋通络、活血止痛、止咳平喘。

口诀：龙同学疏通关系客串。

## 考点61：

防己：祛风止痛、利水消肿。

口诀：防积水的桶（防己痛）。

**考点 62：**

秦艽：祛风湿、止痹痛、清湿热、退虚热。

口诀：秦始皇出虚热必痛。

**考点 63：**

修订

徐长卿：祛风、化湿、止痛、止痒。

口诀：徐长卿风湿痛。

**考点 64：**

雷公藤：祛风除湿、活血通络、消肿定痛、杀虫解毒。

口诀：雷同学总杀虫。

**考点 65：**

修订

木瓜：舒筋活络、和胃化湿。

口诀：笨瓜为画荷省劲。

**考点 66：**

豨莶草：祛风湿、利关节、解毒。

口诀：吸毒不利。

**考点 67：**

修订

臭梧桐：祛风除湿、平肝止痛。

口诀：梧桐——木——肝。

**考点 68：**

青风藤：祛风湿、通经络、利小便。

口诀：轻便。

**考点 69：**

络石藤：祛风通络、凉血消肿。

口诀：两只石猴。

**考点 70：**

鹿衔草：祛风湿、强筋骨、止血、止咳。

口诀：鹿筋止咳血。

**考点 71：**

苍术：燥湿健脾、祛风散寒、明目。

口诀：苍天有眼。

**考点 72：**

修订

厚朴：燥湿消痰，下气除满。

口诀：憨厚朴实的人，气消得快。

**考点 73：**

修订

薏苡仁：利水渗湿、健脾止泻、除痹、排脓、解毒散结。

口诀：一人穿皮鞋必生毒脓。

**考点 74：**

修订

车前子：清热、利尿通淋、渗湿止泻、明目、祛痰。

口诀：谈车费需要擦亮眼睛慎重一些。

**考点 75：**

石韦：利尿通淋、凉血止血、清肺止咳。

口诀：石韦有两只飞科。

## 考点 76：

| 单味药 | 功效 |
| --- | --- |
| 瞿麦 | 利尿通淋、活血通经 |
| 萆薢 | 利湿去浊、祛风除痹 |

口诀：

瞿麦：去卖破铜烂铁。

释义：去卖——瞿麦；破铜——活血通经。

萆薢：联想萆薢分清丸，分清化浊，治疗白浊。

## 考点 77：

| 单味药 | 功效 |
| --- | --- |
| 金钱草 | 利尿通淋、利湿退黄、解毒消肿 |
| 广金钱草 | 利湿退黄、利尿通淋 修订 |
| 连钱草 | 利湿通淋、清热解毒、散瘀消肿 |

口诀：

金钱草：皇家园林独种金钱草。

释义：皇——利湿退黄；林——利尿通淋；独种——解毒消肿。

连钱草：因牵连钱狱中中毒。

释义：牵连钱——连钱草；狱中——散瘀消肿；中毒——清热解毒。

## 考点 78：

| 单味药 | 功效 修订 |
| --- | --- |
| 木通 | 利水通淋、清心除烦、通经下乳 |
| 通草 | 利尿清热、通气下乳 |
| 冬葵子 | 利水通淋、下乳、润肠通便 |

口诀：木通经、草通气。

释义：木通——通经下乳；草通——通气下乳。

冬葵子——种子——润肠通便。

## 考点 79：

肉桂：补火助阳、引火归元、散寒止痛、温通经脉。

口诀：温暖的火散寒。

## 考点 80：

修订

吴茱萸：散寒止痛、降逆止呕，助阳止泻。

口诀：吴茱萸又吐又泻。

## 考点 81：

修订

陈皮：理气健脾、燥湿化痰。

口诀：陈坛。

## 考点 82：

青皮：疏肝破气、消积化滞。

口诀：青——肝——疏肝破气；青——消积——消积化滞。

## 考点 83：

枳实：破气消积、化痰除痞。

口诀：只是小痞子。

释义：只是——枳实；小——破气消积；痞——化痰除痞。

## 考点 84：

木香：行气止痛、健脾消食。

口诀：木箱启动（气痛），捡小石。

## 考点 85：

修订

沉香：行气止痛、温中止呕、纳气平喘。

口诀：沉——胃——温中止呕；沉——肾——纳气平喘。

## 考点 86：

乌药：行气止痛、温肾散寒。

口诀：乌——黑——温肾散寒。

## 考点 87：

薤白：通阳散结、行气导滞。

口诀：泻阳气。

释义：泻——薤白；阳——通阳散结；气——行气导滞。

## 考点 88：

玫瑰花：行气解郁、和血、止痛。

口诀：花——行气解郁；玫瑰花——红色——和血。

## 考点 89：

甘松：行气止痛、开郁醒脾，外用祛湿消肿。

口诀：干活轻松，不郁闷，吃得香。

释义：干活轻松——甘松；不郁闷——开郁；吃得香——醒脾。

## 考点 90：

麦芽：行气消食、健脾开胃、回乳消胀

口诀：麦芽——面粉——健脾开胃。

## 考点 91：

大蓟：凉血止血、散瘀解毒、消痈。

小蓟：凉血止血、散瘀解毒、消肿。

口诀：大小两只鱼（大小凉止瘀）。

## 考点 92：

地榆：凉血止血、解毒敛疮。

口诀：两次独闯地狱。

释义：两次——凉血止血；独闯——解毒敛疮；地狱——地榆。

## 考点 93：

茜草：凉血、祛瘀、止血、通经。

口诀：两只鱼精吃浅草。

## 考点 94：

修订

蒲黄：止血、化瘀、通淋。

口诀：蒲黄只通话。

## 考点 95：

| 单味药 | 功效 |
| --- | --- |
| 白茅根 | 凉血止血、清热利尿 修订 |
| 苎麻根 | 凉血止血、安胎、解毒 修订 |

口诀：

白茅根：茅——茅厕——清热利尿。

苎麻根：猪妈肚里有两胎。

释义：猪妈——苎麻根；肚里——解毒；两——凉血止血；胎——安胎。

## 考点96:

| 单味药 | 功效 |
| --- | --- |
| 仙鹤草 | 收敛止血、止痢、截疟、解毒、补虚 |
| 白及 | 收敛止血、消肿生肌 |

口诀:

仙鹤草:仙鹤手指里捏毒虫。

释义:仙鹤——仙鹤草;手指——收敛止血;里——止痢;捏——截疟;毒虫——解毒。

白及:及——肌——消肿生肌。

## 考点97:

| 单味药 | 功效 |
| --- | --- |
| 槐花 | 凉血止血、清肝泻火 |
| 侧柏叶 | 凉血止血、化痰止咳、生发乌发 |

口诀:

槐花:两只干槐花。

释义:两只——凉血止血;干——清肝泻火。

侧柏叶:两次侧面去谈生发乌发的问题。

释义:两次——凉血止血;侧面——侧柏叶;去谈——化痰止咳;生发乌发——生发乌发。

## 考点98:

| 单味药 | 功效 |
| --- | --- |
| 乳香 | 活血定痛、消肿生肌 |
| 没药 | 散瘀定痛、消肿生肌 |

口诀:没乳总饥。

释义:没乳——乳香、没药;总——消肿;饥——生肌。

## 考点 99：

| 单味药 | 功效 |
|---|---|
| 丹参 | 活血祛瘀、通经止痛、清心除烦、凉血消痈 |
| 西红花 | 活血化瘀、凉血解毒、解郁安神 |
| 红花 | 活血通经、散瘀止痛 |

口诀：

丹参：单身着凉痛经心里烦。

释义：单身——丹参；着凉——凉血消痈；痛经——通经止痛；心里烦——清心除烦。

西红花：西域有两神仙。

释义：西——西红花；域——活血化瘀；两——凉血解毒；神——解郁安神。

红花：红花遇痛经。

释义：遇——散瘀止痛；痛经——活血通经。

## 考点 100：

自然铜：散瘀止痛，续筋接骨。

口诀：铜筋铁骨。

释义：铜——自然铜；骨——续筋接骨。

## 考点 101：

| 单味药 | 功效 |
|---|---|
| 莪术 | 修订 行气破血、消积止痛 |
| 三棱 | 修订 行气破血、消积止痛 |

口诀：三饿消积。

释义：三饿——三棱、莪术；消积——消积止痛。

## 考点 102：

| 单味药 | 功效 |
| --- | --- |
| 半夏 | 燥湿化痰、降逆止呕、消痞散结 |
| 天南星 | 燥湿化痰、祛风止痉、散结消肿 |
| 白附子 | 祛风痰、定惊搐、解毒散结、止痛 |

修订

口诀：

半夏：老师找叛逆的小痞子谈话。

释义：老师——燥湿；叛逆——降逆止呕；小痞子——消痞散结；谈话——化痰。

天南星：南风天湿气重，散不了。

释义：南——天南星；风——祛风止痉；湿气重——燥湿化痰；散不了——散结消肿。

白附子：白福谈解散取经。

释义：白福——白附子；谈——祛风痰；解散——解毒散结；取经——定惊搐。

## 考点 103：

修订

瓜蒌：清肺涤痰、宽胸散结、润燥滑肠。

口诀：结了一个西瓜，抱在胸前因为地毯非常滑。

## 考点 104：

旋覆花：降气、消痰、行水、止呕。

口诀：笑谈炫富谁怄气。

释义：笑谈——消痰；炫富——旋覆花；谁——行水；怄气——降气、止呕。

## 考点 105：

| 单味药 | 功效 |
|---|---|
| 百部 | 润肺下气、止咳、杀虫灭虱 修订 |
| 紫菀 | 润肺下气、消痰止咳 修订 |
| 款冬花 | 润肺下气、止咳化痰 |

口诀：百部、紫菀、款冬花，润肺止咳百虫杀。

## 考点 106：

马兜铃：清肺化痰、止咳平喘、清肠疗痔。

口诀：马铃清肥肠。

释义：马铃——马兜铃；清肥肠——清肠疗痔、清肺化痰。

## 考点 107：

修订

胖大海：清热润肺、利咽开音、润肠通便。

口诀：大海清肥肠。

释义：大海——胖大海；清肥肠——清热润肺、润肠通便。

## 考点 108：

修订

羚羊角：平肝息风、清肝明目、散血解毒。

口诀：清明领三洋人看评戏。

释义：清明——清肝明目；三——散血解毒；洋——羚羊角；评戏——平肝息风。

## 考点 109：

冰片：开窍醒神、清热止痛。

口诀：冰——清热止痛。

### 考点 110：

修订

石菖蒲：开窍豁痰、醒神益智、化湿和胃。

口诀：蒲——氵——化湿和胃。

### 考点 111：

当归：补血活血、调经止痛、润肠通便。

口诀：当归常痛经不活了。

释义：常——润肠通便；痛经——调经止痛；不活——补血活血。

### 考点 112：

熟地黄：养血滋阴、益精填髓。

口诀：地荒了，只因不学精髓。

释义：地荒了——熟地黄；只因——养血滋阴；精髓——益精填髓。

### 考点 113：

修订

生何首乌：解毒、消痈、截疟、润肠通便。

口诀：何五姐非常有用。

释义：何五——何首乌；姐——截疟、解毒；常——润肠通便；用——消痈。

### 考点 114：

白芍：养血调经、敛阴止汗、柔肝止痛、平抑肝阳。

口诀：白芍一时冲动学跳井痛得流汗不让揉。

释义：一时冲动——平抑肝阳；学跳井——养血调经；流汗——敛阴止汗；揉——柔肝止痛。

### 考点 115：

阿胶：补血滋阴、润燥、止血。

口诀：只因早不知阿胶。

释义：只因——滋阴；早——润燥；不知——补血。

## 考点 116：

西洋参：补气养阴、清热生津。

口诀：夕阳——热尽转阴——热、津、阴。

## 考点 117：

修订

黄芪：补气升阳、益卫固表、利水消肿、生津养血、行滞通痹、托毒排脓、敛疮生肌。

口诀：黄芪一味只升学，惹谁嫉妒。

释义：黄芪——黄芪；一味——益卫固表；只——行滞通痹；升——补气升阳；学——生津养血；谁——利水消肿；嫉——敛疮生肌；妒——托毒排脓。

## 考点 118：

修订

麦冬：养阴生津、润肺清心。

口诀：买金银，非常心烦。

释义：买——麦冬；金银——养阴生津；非——润肺；心烦——清心。

## 考点 119：

修订

龟甲：滋阴潜阳、益肾强骨、养血补心、固经止崩。

口诀：固定乌龟骨补心血。

释义：固定——固经止崩；乌龟——龟甲；骨——益肾强骨；补心血——养血补心。

## 考点 120：

鳖甲：滋阴潜阳、退热除蒸、软坚散结。

口诀：蒸软鳖甲。

释义：蒸——退热除蒸；软——软坚散结；鳖甲——鳖甲。

# 02 关键词

扫码开课

## （一）单味药

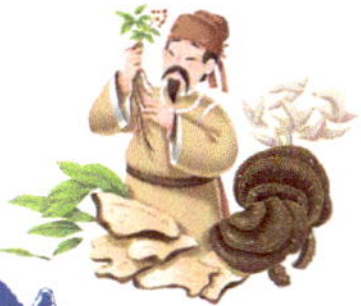

| 关键词 | 秒选 | 关键词 | 秒选 |
| --- | --- | --- | --- |
| 太阳头痛 | 羌活 | 项背强痛 | 葛根 |
| 巅顶头痛 | 藁本 | 目珠夜痛 | 夏枯草 |
| 寒湿头痛 | 川乌 | 阴疽痰核（新增） | 麻黄（新增） |
| 胜湿 | 防风 | 平冲降逆 | 桂枝 |
| 无汗骨蒸 | 牡丹皮 | 血热＋咽喉肿痛 | 玄参 |
| 有汗骨蒸 | 地骨皮 | 斑疹紫黑 | 紫草 |
| 消风祛斑（新增） | 骨碎补（新增） | 呕家圣药 | 生姜 |
| 火毒蕴结 | 山豆根 | 疮家圣药 | 连翘 |
| 大头瘟疫 | 板蓝根 | 肝火犯肺 | 青黛 |
| 热结痰瘀 | 射干 | 产后血虚发热 | 白薇 |

| 关键词 | 秒选 | 关键词 | 秒选 |
| --- | --- | --- | --- |
| 豁痰利咽（新增） | 巴豆霜（新增） | 寒积便秘 | 巴豆 |
| 治骨鲠 | 威灵仙 | 安胎元（修订） | 桑寄生（修订） |
| 吐泻转筋 | 木瓜 | 渗湿止泻 | 车前子 |
| 通淋化石（修订） | 鸡内金（修订） | 开郁醒脾 | 甘松 |
| 脾虚气弱<br>胎动不安 | 白术 | 妇人脏燥 | 大枣 |
| 脉结代 | 甘草 | 强腰膝 | 狗脊 |
| 补血止血 | 阿胶 | 搜风通络（修订） | 穿山甲（修订） |
| 续折伤 | 续断 | 白癜风 | 补骨脂、骨碎补、菟丝子 |
| 摄唾<br>（脾虚多涎唾） | 益智 | 腰带疮 | 雷公藤 |
| 风湿＋喉痹 | 络石藤 | 夜盲 | 苍术 |
| 引火归元 | 肉桂 | 厥阴头痛 | 吴茱萸 |
| 食积伤酒 | 化橘红、橘红 | 姜片虫 | 槟榔 |
| 血吸虫病 | 南瓜子 | 血热→须发早白 | 侧柏叶 |
| 皮肤皲裂 | 白及 | 脱力劳伤 | 仙鹤草 |
| 利胆退黄 | 郁金、茵陈 | 水瘀互阻之水肿 | 益母草 |
| 痰厥头痛 | 半夏、白附子 | 宽胸 | 瓜蒌 |

| 关键词 | 秒选 | 关键词 | 秒选 |
|---|---|---|---|
| 灭虱 | 百部 | 通阳散结 | 薤白 |
| 痱子 | 滑石 | 噤口痢 | 石菖蒲 |
| 心下痞硬 新增 | 旋覆花、香橼 新增 | 皮里膜外之痰 | 芥子 |
| 噫气 | 旋覆花 | 鹅掌风 | 蜂房 |
| 翳膜遮睛 新增 | 炉甘石 新增 | 忧郁痞闷 | 西红花 |
| 虚喘冷哮 | 硫黄 | 安蛔 | 乌梅 |
| 虚寒便秘 | 硫黄 | 蛔厥腹痛 | 乌梅 |
| 风湿肩臂疼痛 | 姜黄 | 接骨续筋 | 土鳖虫、自然铜 |

## （二）中成药

| 关键词 | 秒选 | 关键词 | 秒选 |
|---|---|---|---|
| 调和营卫 | 桂枝合剂 | 芳香开窍 | 苏合香丸 |
| 头重而痛 | 九味羌活丸 | 热毒袭肺证 | 连花清瘟胶囊 |
| 风热感冒初起 | 桑菊感冒片 | 瘰疬初起 | 防风通圣丸 |
| 风寒流感初起 | 正柴胡饮颗粒 | 胃肠型感冒 | 藿香正气水 |
| 瘿瘤初起 | 消瘿丸 | 芳香化湿 | 甘露消毒丸 |
| 晕车晕船 | 保济丸 | 芳香温通 | 麝香保心丸 |

| 关键词 | 秒选 | 关键词 | 秒选 |
| --- | --- | --- | --- |
| 芳香化浊 | 藿胆丸 | 卫气同病 | 双清口服液 |
| 解表通里 | 防风通圣丸 | 停食停水 | 九制大黄丸 |
| 慢性肾功能衰竭 | 尿毒清颗粒 | 肝火犯肺 | 黛蛤散 |
| 喜温喜按 | 小建中合剂 | 如蒙如裹 | 半夏天麻丸 |
| 表寒里热 | 止嗽定喘口服液 | 痰鸣如吼 | 蠲哮片 |
| 利气平喘 | 蠲哮片 | 病毒性感冒 | 清开灵口服液 |
| 解表化饮 | 小青龙胶囊 | 升阳举陷 | 补中益气丸 |
| 不育 | 五子衍宗丸 | 真阴不足 | 左归丸 |
| 脾不统血 | 人参归脾丸 | 缺铁性贫血 | 健脾生血颗粒 |
| 固本培元 | 人参固本丸 | 行气导滞 | 养胃舒胶囊 |
| 须发早白 | 七宝美髯丸 | 邪犯少阳证 | 小柴胡颗粒 |
| 热厥手足不温 | 四逆散 | 肝火犯胃 | 左金丸 |
| 气滞型胃脘痛 | 胃苏颗粒 | 心前区刺痛 | 复方丹参片 |
| 痛如针刺而有定处（胸痹） | 血府逐瘀口服液 | 宽胸 | 冠心苏合滴丸 |
| 原发性高脂血症 | 松龄血脉康胶囊 | 颈椎病 | 颈复康颗粒 |
| 骨质疏松症 | 仙灵骨葆胶囊 | 补肝肾、强筋骨、祛风湿 | 尪痹颗粒 |

| 关键词 | 秒选 | 关键词 | 秒选 |
| --- | --- | --- | --- |
| 尪痹 | 尪痹颗粒 | 肌肤甲错 | 大黄䗪虫丸 |
| 粉刺、酒皶 | 当归苦参丸 | 渗湿止泻 | 止泻灵颗粒 |
| 白疕（银屑病） | 消银颗粒 | 咳喘（小儿） | 小儿咳喘灵颗粒 |
| 带下＋神疲乏力 | 千金止带丸（脾肾虚） | 痰食型急惊风 | 琥珀抱龙丸 |
| 停食停乳 | 一捻金 | 烂喉丹痧 | 六神丸 |
| 百日咳 | 鹭鸶咯丸 | 稳定型劳累性心绞痛 | 复方血栓通胶囊 |
| 痰鸣气促 | 鹭鸶咯丸 | 视网膜静脉阻塞 | 复方血栓通胶囊 |
| 肃肺 | 小儿消积止咳口服液 | 胬肉攀睛 | 黄连羊肝丸 |
| 喉痦 | 黄氏响声丸 | 祛痰利咽 | 玄麦甘桔含片 |
| 利咽开音 | 黄氏响声丸 | 接骨续筋 | 接骨七厘片 |

# 03 一句话考点

扫码开课

## 考点 1：辛温解表剂（治疗风寒感冒）

①桂枝合剂——调和营卫——风寒表虚（汗出）。

记忆：合对应和——调和营卫。

②表实感冒颗粒——风寒表实（无汗）。

记忆：表实对应风寒表实。

③感冒清热颗粒——解表清热——外有风寒内有热。

④正柴胡饮颗粒——解热止痛——风寒感冒；流感初起。

记忆：正与止长得像，止痛。

新增

⑤感冒疏风丸——宣肺止咳——风寒感冒+咳嗽气促+骨节痛。

## 考点 2：辛凉解表剂（治疗风热感冒）

（1）银翘解毒丸、双黄连口服液功效相同——疏风解表，清热解毒。

（2）桑菊感冒片——宣肺止咳——风热感冒初起+咳嗽。（联系：桑叶能清肺润燥）。

（3）羚羊感冒片（风热证）、连花清瘟胶囊（热毒袭肺证）——

流感。

(4) 柴银口服液——上呼吸道感染，外感风热证——清热解毒，利咽止咳。新增

总结：治疗流感的 3 个药——正柴胡饮颗粒、羚羊感冒片、连花清瘟胶囊。

## 考点 3：解表胜湿剂（治疗风寒夹湿感冒）

①九味羌活丸、荆防颗粒 外感风寒夹湿所致的感冒。

②午时茶颗粒 祛风解表，化湿和中——治疗外感风寒，内伤食积证。

记忆：中午吃饭之后喝茶可以消食——食积不化。

## 考点 4：祛暑解表剂（治疗暑湿感冒）

(1) 藿香正气水——解表化湿，理气和中——外感风寒、内伤暑湿感冒、胃肠型感冒。

记忆：气——理气；藿香——化湿，且“藿”的“雨”在中间位置，中间有湿，因此是和中化湿。

(2) 保济丸——解表，祛湿，和中——暑湿感冒、晕车晕船。

记忆：“济”在中间位置且含有“水”，因此对应和中祛湿。

## 考点 5：扶正解表剂（治疗气虚感冒）

(1) 参苏丸——益气解表，疏风散寒，祛痰止咳——身体虚弱、感受风寒所致的感冒。

记忆：人参——益气；紫苏——散寒解表。人参大补，将身

体补得像“坦克”一样，“刀枪不入”。其中，“坦克”对应祛痰止咳。

(2) 表虚感冒颗粒——散风解肌，和营退热——感冒风寒表虚证＋头痛项强。新增

## 考点 6：祛暑剂

(1) 六一散——内服治暑湿，外用治痱子。

(2) 甘露消毒丸——治疗暑湿蕴结所致的湿温。

记忆：露——花露水——芳香——芳香化湿；消毒——清热解毒。

(3) 六合定中丸——祛暑除湿，和中消食——夏伤暑湿，宿食停滞。

(4) 十滴水——健胃，祛暑。

记忆：去数一数时间。（十滴水：祛暑，健胃）。

(5) 清暑益气丸——祛暑利湿，补气生津——中暑受热，气津两伤。

记忆：清暑——祛暑利湿；益气——补气生津。

## 考点 7：表里双解剂

(1) 葛根芩连丸——清热解毒，利湿止泻，解肌透表——湿热泄泻，风热感冒。

记忆：葛根能解表、升阳止泻；黄芩、黄连能清热燥湿、泻火解毒。

(2) 双清口服液——疏透表邪，清热解毒——风温肺热，卫气同病。

记忆：双——内（气分）、外（卫分）两方面，内对应清热解毒，外对应疏透表邪。

## 考点 8：泻下剂

(1) 通便宁片——宽中理气，泻下通便——肠胃实热积滞所致的便秘。

★记忆：气分安宁。

（2）九制大黄丸——胃肠积滞所致的便秘、湿热下痢。

★记忆：结合大黄主治，大黄可以治疗便秘、湿热泻痢。

（3）当归龙荟丸——泻火通便——肝胆火旺所致的心烦不宁、头晕目眩、耳鸣耳聋、胁肋疼痛、脘腹胀痛、大便秘结。（肝胆火旺大便不通）。

★记忆：龙即龙胆，荟即芦荟，均是泻肝胆火的要药。因此，当归龙荟丸治疗的是肝胆火旺的便秘。

（4）麻仁胶囊——肠热津亏所致的便秘。

（5）增液口服液——高热后，阴津亏损所致的便秘——症状表现为各种“干”。

（6）通便灵胶囊——热结便秘、长期卧床便秘等。

★记忆：灵——火——泻热，治疗的是热结便秘。

（7）苁蓉通便口服液——中老年、病后产后等虚性便秘。

★记忆：肉苁蓉是补虚药，用于虚性便秘。

（8）舟车丸——治疗水停气滞所致的水肿。

★记忆：舟——船——船行驶在水中；车——轮胎（轮胎需要打气）。因此，舟车丸治疗的是水停气滞所致的水肿。

## 考点 9：清热剂

（1）龙胆泻肝丸——肝胆湿热。

（2）黄连上清丸和牛黄上清丸：

①均治疗风热上攻，头面部的风热。

②牛黄泻火之力比黄连“牛”。

③牛黄上清丸的功效为“清热泻火，散风止痛”。（先泻火）

④黄连上清丸的功效为“散风清热，泻火止痛”。（后泻火）

总结：“上清”表示清热、散风、止痛 6 个字。

（3）黛蛤散——肝火犯肺。

★记忆：飞（肺）鸽（蛤）。

注意对比：左金丸——肝火犯胃。

（4）清胃黄连丸——肺胃火盛。

（5）一清颗粒——火毒血热（实热＋出血）。

（6）牛黄解毒胶囊、新雪颗粒、清热解毒口服液功效均为“清热解毒”。

（7）两种“通便”的药为牛黄至宝丸和导赤丸：

①牛黄至宝丸——泻火通便。通大便。

②导赤丸——利尿通便。导大小便。

（8）板蓝根颗粒——清热解毒，凉血利咽。

★记忆：老板凉血。

（9）两种治疗癌症的药：抗癌平丸和西黄丸。

治疗癌症

①抗癌平丸——消化道肿瘤。

②西黄丸——不仅治疗癌肿，还可治疗“痈疽疔毒、瘰疬、流注”。

## 考点 10：温里剂

（1）3 个治疗“脾胃虚寒”的药。

①理中丸——脾胃虚寒＋消化不良。（健胃）

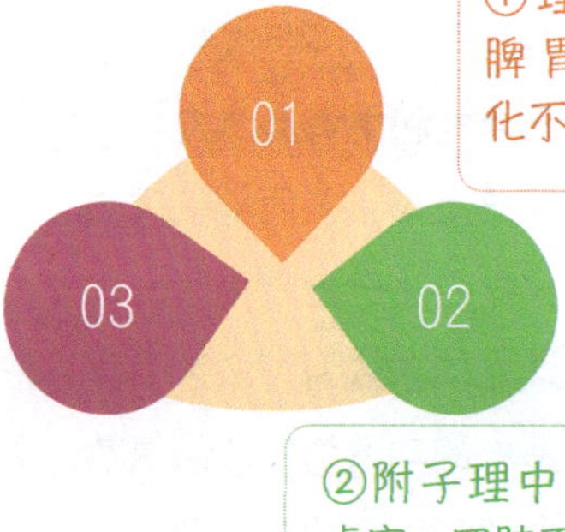


③小建中合剂——脾胃虚寒＋嘈杂吞酸（君药饴糖，温中补虚，缓急止痛），还可用于胃及十二指肠溃疡。

②附子理中丸——脾胃虚寒＋四肢不温。（健脾）

（2）良附丸——温胃理气——寒凝气滞。

记忆：良——高良姜——温胃，治疗寒凝；附——香附——理气，治疗气滞。

（3）香砂养胃丸、香砂平胃丸：均治疗胃痛。

香砂养胃丸——胃痛属虚证——胃阳不足的胃痛。

香砂平胃丸——没有虚而是有湿邪——湿浊中阻的胃痛。

记忆：养胃反过来念就是胃养，即对应胃阳。

## 考点 11：祛痰剂

（1）二陈丸——治痰湿（理气）。

记忆：陈坛。

（2）橘贝半夏颗粒——痰气阻肺——化痰止咳，宽中下气。

记忆：局气。

（3）清气化痰丸、复方鲜竹沥液：治痰热。

（4）礞石滚痰丸：治痰火扰心。

（5）半夏天麻丸——健脾祛湿，化痰息风——脾虚湿盛、痰浊内阻。

记忆：半夏—燥湿化痰；天麻—息风。脾为生痰之源，可健脾祛湿化痰。

## 考点 12：止咳平喘剂

（1）急支糖浆——清热化痰，宣肺止咳——外感风热所致的咳嗽 + 急性支气管炎、慢性支气管炎急性发作。

（2）川贝止咳露——风热咳嗽 + 痰多上气。

（3）清肺抑火丸——清肺止咳，化痰通便——痰热阻肺咳嗽 + 大便干燥。

（4）养阴清肺膏——阴虚燥咳。

(5) 二母宁嗽丸——燥热咳嗽。

(6) 蜜炼川贝枇杷膏——肺燥咳嗽。

(7) 小青龙胶囊——风寒水饮 + 痰稀。

★记忆：青龙饮水。

(8) 蛇胆川贝散——清肺，止咳，祛痰——肺热咳嗽，痰多。

(9) 止嗽定喘口服液——表寒里热。

★记忆：原方为麻杏石甘汤，麻黄散表寒，石膏清里热，因此是表寒里热。

(10) 苏子降气丸——上盛下虚。（由上而下降下来）

★记忆：上盛指的是痰涎壅盛，因此需要降气化痰。下虚指肾虚，因此要温肾纳气。

(11) 固本咳喘片——健脾补肾——治疗脾虚、肾虚。

★记忆：本——先天之本为肾，后天之本为脾。

(12) 蛤蚧定喘丸：肺肾阴虚。

★口诀：蛤蚧都是成对销售，肺、肾是成对的，可联系记忆。

## 考点 13：开窍剂

(1) 紫雪散——止痉——热动肝风证。

(2) 清开灵口服液——镇静。

★记忆：清静。

(3) 安宫牛黄丸（开窍）、局方至宝丸（开窍）、万氏牛黄清心丸（安神）：均能清热解毒，镇惊。

小结：有“安神”功效的药物有清开灵口服液（镇静安神）、万氏牛黄清心丸（镇惊安神）、紫雪散（止痉安神）。

## 考点 14：固涩剂

(1) 玉屏风胶囊——功能为益气，固表，止汗——可治疗气虚

的自汗。（组成：黄芪、炒白术、防风）

（2）缩泉丸——可治疗肾虚导致的小便频数、遗尿。

★记忆：联想泉——泉水——尿液，缩泉即缩尿，可治疗肾虚遗尿。

（3）金锁固精丸——可治疗肾虚不固的遗精。

（4）四神丸、固本益肠片——均可治疗泄泻。

区别：①四神丸——肾阳不足的泄泻。表现特点：五更泄泻。

②固本益肠片——脾肾阳虚的泄泻——可治疗慢性肠炎。

★记忆：四神丸对应五更泻，数字记忆四五。

固本益肠片，其中“本”指先天之本肾和后天之本脾，因此治脾肾阳虚，还可以治慢性肠炎。

## 考点 15：补气剂

①四君子丸 = 脾胃气虚 + 胃纳不佳。

②补中益气丸 = 脾气虚 + 中气下陷。（黄芪为君药，升阳举陷）

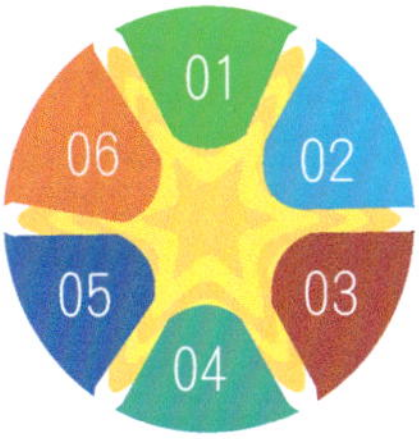


⑥薯蓣丸 = 气血两虚 + 脾肺不足——益气和营。

③参苓白术散 = 脾气虚 + 咳嗽。（益肺气）

⑤香砂六君丸 = 脾气虚 + 气滞。（木香行气）

④六君子丸（又称夏陈六君子丸）= 脾气虚 + 痰多。（半夏、陈皮可燥湿化痰）

★记忆：脾肺一起赢（益气和营）。

## 考点 16：助阳剂

①桂附地黄丸（肉桂、附子＋六味地黄丸）——肾阳虚。

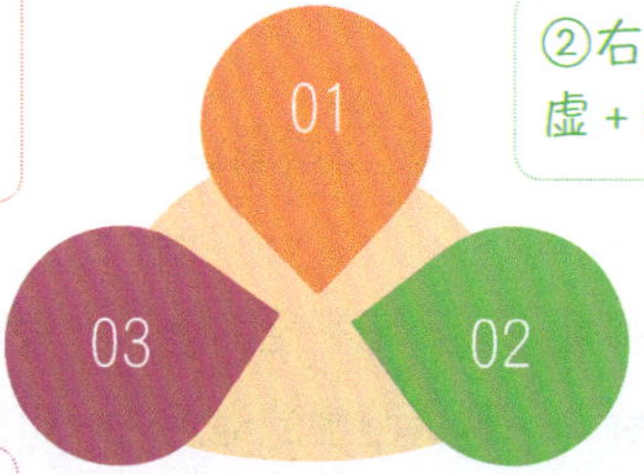


②右归丸＝肾阳虚＋命门火衰。

③五子衍宗丸—治阳痿不育。

记忆：衍宗＝繁衍后代，治阳痿不育。

④济生肾气丸——肾虚水肿。

记忆：济——三点水——肾虚水肿。

⑤青娥丸——肾虚腰痛、其坐不利。

记忆：幺（腰）蛾（青蛾丸）子。

区别：壮腰健肾丸——肾亏腰痛、风湿骨痛。

## 考点 17：养血剂

（1）当归补血口服液——黄芪（补气）、当归（补血）——气血双补。

（2）四物合剂——补血调经——月经不调。

记忆：当地传说四物汤，补血调经第一方。

（3）益血生片——脾肾两亏，精血不足；缺铁性贫血、慢性再生障碍性贫血——健脾补肾，生血填精。新增

（4）再造生血片——肝肾不足、气血两虚；缺铁性贫血、慢性再生障碍性贫血——补肝益肾，补气养血。新增

## 考点 18：滋阴剂

（1）六味地黄丸——肾阴虚（三补三泻）。

三补：熟地、山茱萸（酒炙）、山药；三泻：牡丹皮、泽泻、茯苓。

口诀：地八山山四，丹泽茯苓三。

（2）左归丸——真阴不足（只补不泻）。

（3）大补阴丸、知柏地黄丸——滋阴降火——阴虚火旺。

记忆：大佰佰（柏）火了。

（4）河车大造丸、麦味地黄丸——补肺肾——肺肾两亏。

记忆：卖（麦）车费神（肺肾）。

（5）玉泉丸——因胰岛功能减退而引起的物质代谢、碳水化合物代谢紊乱，血糖升高之糖尿病（亦称消渴证），肺胃肾阴亏损，热病后期——养阴生津，止渴除烦，益气和中。修订

记忆：泉水，凉的，能养阴生津，止渴除烦，益气和中。

区别：消渴丸、参芪降糖胶囊——气阴两虚消渴证。

（6）杞菊地黄丸：肝肾两亏眼科疾病。（枸杞子补肝肾明目）

## 考点 19：补气养血剂

（1）八珍颗粒＝四君子（补气）＋四物（补血）——治气血两虚。

（2）人参归脾丸——心脾两虚、气血两虚以及脾不统血证。

（3）人参养荣丸、十全大补丸——温补气血。

区别：人参养荣丸适用的症状表现为病后虚弱，十全大补丸适用的症状表现为四肢不温。

（4）健脾生血颗粒——小儿脾胃虚弱及心脾两虚型缺铁性贫血；成人气血两虚型缺铁性贫血。修订

## 考点 20：补气养阴剂

①生脉饮——气阴两亏+脉微（益气复脉）。

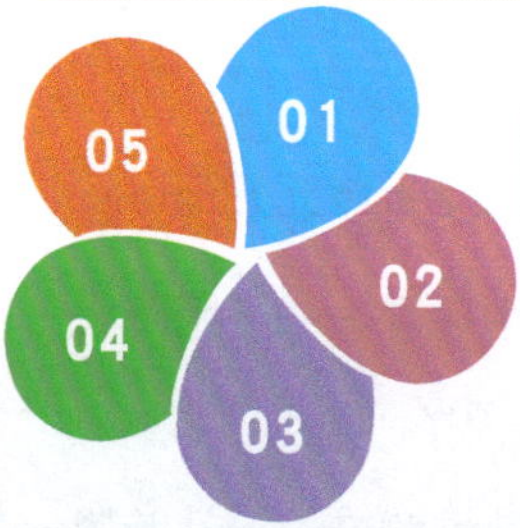


②人参固本丸——滋阴益气，固本培元。

③消渴丸——气阴两虚的消渴（滋肾养阴）。

④参芪降糖胶囊——气阴不足肾虚消渴。

⑤养胃舒胶囊——脾胃气阴两虚的胃痛。

区别：玉泉丸治阴虚消渴。

区别：香砂养胃丸——胃阳虚的胃痛；香砂平胃丸——湿浊中阻的胃痛。

## 考点 21：阴阳双补剂

龟鹿二仙膏——温肾益精，补气养血——肾虚精亏。

新增

补肾益脑丸——补肾生精，益气养血——肾虚精亏、气血两亏。

## 考点 22：补益精血剂

（1）七宝美髯丸——滋补肝肾——须（髯指的是胡须）发早白+遗精早泄。

记忆：肝藏血，肾藏精，精血不足会影响头发。

（2）精乌胶囊——补肝肾，益精血，壮筋骨——肝肾亏虚失眠多梦+须发早白。新增

## 考点 23：安神剂

（1）天王补心丸：主治心阴不足（关键字：阴）。

记忆：天王心阴险。

（2）柏子养心丸：主治心气虚寒（关键字：气）。

记忆：孩子气。

（3）养血安神丸：主治阴虚＋血少。功能是滋阴养血，宁心安神。

记忆：养血养阴血。

（4）枣仁安神液：主治心血不足、神经衰弱症。功能是养血安神。

记忆：枣红色和血有关，因此可以养血。

（5）解郁安神颗粒：主治情志不畅、肝郁所致的失眠，神经官能症，更年期综合征。

（6）朱砂安神丸：心火亢盛。

记忆：朱砂火。

新增

百乐眠胶囊——滋阴清热，养心安神——阴虚火旺型失眠症。

记忆：百——百合——滋阴，清心安神。

## 考点 24：和解剂

（1）小柴胡颗粒——少阳证，寒热往来，症状为肝胃不和（疏肝和胃）。

记忆：联系柴胡、黄芩——治疗少阳证。

（2）加味逍遥丸（丹栀逍遥丸）与逍遥丸的主要区别：加味逍遥丸能清肝热。

## 考点 25：理气剂

（1）四逆散与四逆汤对比：

四逆散——透解郁热，疏肝理脾——肝气郁结（主要特点：热厥手足不温）。

四逆汤——温中祛寒，回阳救逆——阳虚欲脱（主要特点：四肢厥逆）。

（2）左金丸、黛蛤散对比：

左金丸——肝火犯胃。

黛蛤散——肝火犯肺。

（3）柴胡舒肝丸、胃苏颗粒、气滞胃痛颗粒对比：

柴胡舒肝丸——肝气滞。

胃苏颗粒——胃气滞。

气滞胃痛颗粒——肝胃气滞。

（4）小柴胡颗粒与柴胡舒肝丸对比：

小柴胡颗粒——解表散热，疏肝和胃。

柴胡舒肝丸——疏肝理气，消胀止痛。

★记忆：干仗。

（5）其他：

①木香顺气丸，关键字：湿。

★记忆：将名称记忆为香砂顺气丸，砂仁可以化湿，故木香顺气丸功能是行气化湿。

②越鞠丸，关键字：郁，治疗六郁（气、血、痰、火、湿、食），以气郁为主。

## 考点 26：活血剂

（1）丹七片——活血化瘀，通脉止痛——瘀血痹阻所致的胸痹心痛。（单纯瘀血）

（2）复方丹参片——活血化瘀，理气止痛——气滞血瘀所致的胸痹。（理气）

（3）血塞通颗粒——活血祛瘀，通脉活络——瘀血阻络所致的中风偏瘫以及冠心病心绞痛。

（4）消栓通络胶囊——活血化瘀，温经通络——瘀血阻络所致的中风、缺血性中风及高脂血症。

（5）逐瘀通脉胶囊——破血逐瘀，通经活络——血瘀所致的眩晕。

记忆：血塞通颗粒治疗胸痹和中风，血塞住了心（胸痹）和脑（中风）。

（6）血府逐瘀口服液——活血祛瘀，行气止痛——气滞血瘀所致的胸痹。（与复方丹参片类似）

（7）元胡止痛片——理气，活血，止痛——气滞血瘀所致的胃痛、胁痛、头痛及痛经。

（8）九气拈痛丸——理气，活血，止痛——气滞血瘀所致的胸胁胀满疼痛、痛经。

注意：将元胡止痛片、九气拈痛丸一起记忆，二者均有痛经的表现。

（9）速效救心丸——行气活血，祛瘀止痛，增加冠脉血流量，缓解心绞痛——气滞血瘀所致的冠心病、心绞痛。

(10) 冠心苏合滴丸——理气，宽胸，止痛——寒凝气滞、心脉不通所致的胸痹。

★记忆：冠心苏合滴丸，含有温开药苏合香，因此对应治疗“寒凝气滞”。

(11) 心可舒胶囊——活血化瘀，行气止痛——气滞血瘀引起的颈项疼痛等；冠心病、心绞痛、高血脂、高血压、心律失常见上述证候者。

★记忆：心可舒胶囊，脖子舒服心里舒服，治疗颈项疼痛。

(12) 麝香保心丸——芳香温通，益气强心——气滞血瘀所致的胸痹；心肌缺血所致的心绞痛、心肌梗死见上述证候者。

(13) 通心络胶囊——益气活血，通络止痛——心气虚乏、血瘀络阻证所致的冠心病、心绞痛；气虚血瘀络阻型中风病。

(14) 消栓胶囊——补气活血通络——中风气虚血瘀证。

(15) 诺迪康胶囊——益气活血，通脉止痛——气虚血瘀所致胸痹；冠心病心绞痛见上述证候者。

(16) 稳心颗粒——益气养阴，活血化瘀——气阴两虚、心脉瘀阻所致的心悸；室性早搏、房性早搏见上述证候者。

(17) 参松养心胶囊——益气养阴，活血通络，清心安神——冠心病室性早搏属气阴两虚，心络瘀阻证。

(18) 益心舒胶囊——益气复脉，活血化瘀，养阴生津——气阴两虚，瘀血阻脉所致的胸痹。

(19) 芪苈强心胶囊——益气温阳，活血通络，利水消肿——阳气虚乏、络瘀水停之心悸。新增

（20）华佗再造丸——活血化瘀，化痰通络，行气止痛——痰瘀阻络之中风恢复期和后遗症。

（21）抗栓再造丸——活血化瘀，舒筋通络，息风镇痉——瘀血阻窍、脉络失养所致的中风。

（22）天丹通络胶囊——活血通络，熄风化痰——风痰瘀血痹阻脉络所致的中风。新增

小结：治疗中风的药物有血塞通颗粒、消栓通络胶囊、消栓胶囊、通心络胶囊、抗栓再造丸、华佗再造丸、天丹通络胶囊。

## 考点 27：止血剂

（1）槐角丸——清肠疏风，凉血止血——血热肠风便血。

记忆：联想槐花——凉血止血。

（2）三七片——散瘀止血，消肿止痛——出血兼有瘀血。

记忆：三七能化瘀止血、活血定痛，因此可以治疗出血兼有瘀血证。

（3）止血定痛片——散瘀，止血，止痛——十二指肠溃疡疼痛、出血。

记忆：止——止血；血——血瘀——散瘀；定痛——止痛。

## 考点 28：消导剂

（1）六味安消散——和胃健脾，消积导滞，活血止痛。

记忆：味对应胃；消对应消积；散对应三瘀血，即活血。

（2）枳实导滞丸——消积导滞，清利湿热。

记忆：知识导致（枳实导滞丸）惹事（湿热）。

## 考点 29：治外风的 3 个药

（1）川芎茶调散——外风 + 头痛（治头痛不离川芎）。

（2）芎菊上清丸——外风 + 身热（上清——清热、散风、止痛 + 解表）。

（3）正天丸——外风 + 各种头痛。

## 考点 30：治内风的 3 个药

（1）天麻钩藤颗粒：功效为清热安神。治疗肝阳上亢 + 震颤。

记忆：天麻、钩藤为息风要药，可治震颤。

（2）脑立清丸：功效为醒脑安神。治疗肝阳上亢 + 头晕目眩。

记忆：脑立清 = 清脑 = 专治头晕目眩，没有头痛。

（3）松龄血脉康胶囊：功效为镇心安神。治疗肝阳上亢 + 原发性高脂血症。

注意：只有天麻钩藤颗粒是平肝 + 息风，可以治疗震颤；其余两个是平肝潜阳。

## 考点 31：治疗肾炎的药物

（1）肾炎四味片——湿热内蕴兼气虚所致的水肿（肾炎早期，以祛邪为主）。

（2）肾炎康复片——气阴两虚，脾肾不足，水湿内停所致的体虚浮肿（肾炎康复期，以补虚为主）。

## 考点 32：治疗热淋的药物

（1）八正合剂——清热，利尿，通淋——湿热下注所致的淋证。

（2）三金片——清热解毒，利湿通淋，益肾——下焦湿热所致的热淋。亦可治疗慢性非细菌性前列腺炎肾虚湿热下注证。

（3）癃清片——清热解毒，凉血通淋——下焦湿热所致的热淋。亦用于湿热内蕴之癃闭；前列腺增生。（凉血）

总结：三金片、八正合剂、癃清片治疗的均是热淋。

## 考点 33：治疗石淋的药物

排石颗粒——清热利水，通淋排石——下焦湿热所致的石淋。

## 考点 34：治疗癃闭的药物

癃闭舒胶囊——益肾活血，清热通淋——肾气不足、湿热瘀阻所致的癃闭，前列腺增生症见上述证候者。

区别记忆：

癃清片主治热淋和癃闭、前列腺增生，癃闭舒胶囊主治癃闭和前列腺增生症。

## 考点 35：治疗黄疸的药物

（1）茵栀黄口服液——清热解毒，利湿退黄——肝胆湿热所致的黄疸。（关键症状：小便黄赤）

（2）茵陈五苓丸——清湿热，利小便——肝胆湿热所致的黄疸。（关键症状：小便不利）

## 考点 36：治疗大肠湿热痢疾的药物

01 香连丸—清热化湿，行气止痛（肠炎、细菌性痢疾）。

02 香连化滞丸—清热利湿，行血化滞。

## 考点 37：温化水湿剂

（1）五苓散——温阳化气，利湿行水——阳不化气、水湿内停所致的水肿。

（2）萆薢分清丸——分清化浊，温肾利湿——肾不化气、清浊不分所致的白浊、小便频数。

## 考点 38：治疗水肿的药物

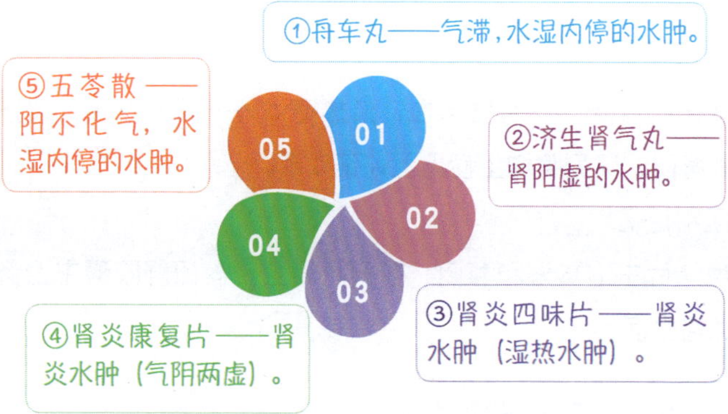


## 考点 39：治疗寒痹的药物

（1）小活络丸——祛风散寒，化痰除湿，活血止痛——风寒湿邪闭阻、痰瘀阻络所致的痹病。

（2）木瓜丸——祛风散寒，除湿通络——风寒湿闭阻所致的痹病。

（3）风湿骨痛丸——温经散寒，通络止痛——寒湿闭阻经络所致的痹病。

（4）附桂骨痛丸——温阳散寒，益气活血，消肿止痛——阳虚寒湿所致的颈椎及膝关节增生性关节炎。新增

口诀：寒风中的小木瓜很贵——治疗寒痹。

## 考点 40：治疗热痹的药物

（1）四妙丸——清热利湿——湿热下注所致的痹病。

（2）痛风定胶囊——清热祛湿，活血通络定痛——湿热瘀阻所致的痹病。

(3) 当归拈痛丸——清热利湿，祛风止痛——湿热闭阻所致的痹病。**新增**

口诀：4 个火热妙龄少女得了痛风——治疗热痹。

## 考点 41：活血通痹剂

颈复康颗粒——活血通络，散风止痛——风湿瘀阻所致的颈椎病。

## 考点 42：补虚通痹剂

(1) 痹祺胶囊——益气养血，祛风除湿，活血止痛——气血不足、风湿瘀阻风湿、类风湿性关节炎，腰肌劳损、软组织损伤。（关键记忆：活血）**新增**

(2) 壮腰健肾丸——壮腰健肾，祛风活络——肾亏腰痛、风湿骨痛。

(3) 独活寄生合剂——养血舒筋，祛风除湿，补益肝肾——风寒湿闭阻、肝肾两亏、气血不足所致的痹病。（关键记忆：养血）

(4) 天麻丸——祛风除湿，通络止痛，补益肝肾——风湿瘀阻、肝肾不足所致的痹病。

(5) 尪痹颗粒——补肝肾，强筋骨，祛风湿，通经络——肝肾不足、风湿阻络所致的尪痹。

口诀：七天独寄尪痹颗粒壮腰健身。

## 考点 43：解毒消肿剂

连翘败毒丸、如意黄金散、牛黄醒消丸均能清热解毒、消肿止痛。其中，牛黄醒消丸还能活血祛瘀。

记忆：醒对应行，行血，即活血。

三者主治区别：

连翘败毒丸——疮疡。

如意黄金散——疮疡＋丹毒流注＋跌打损伤。

牛黄醒消丸——痈疽＋瘰疬＋乳痈乳岩。

## 考点 44：生肌敛疮剂

生肌玉红膏功能：解毒，祛腐（化腐），生肌。

紫草膏功能：化腐生肌，解毒止痛。

记忆：紫草花（化腐）能止痛。

## 考点 45：生肌玉红膏、紫草膏和拔毒生肌散的主治区别

生肌玉红膏——疮疡＋乳痈＋腐肉将尽。

紫草膏——溃疡＋疮面疼痛、脓腐将尽。

拔毒生肌散——溃疡＋腐肉未脱、久不生肌。

## 考点 46：清热消痤剂

当归苦参丸——活血化瘀，燥湿清热——湿热瘀阻所致的粉刺、酒皶。

记忆：联系当归能活血，苦参清热燥湿。

## 考点 47：治烧伤剂

京万红软膏主治轻度水、火烫伤。

## 考点 48：治瘰核乳癖剂

（1）内消瘰疬丸——化痰，软坚，散结——痰湿凝滞所致的瘰疬。

记忆：消——消失，对应湿，痰湿。

（2）小金丸——痰气凝滞所致的瘰疬、瘿瘤、乳岩、乳癖。

记忆：小气。

注意：以上二者均有痰，一个是痰湿，一个是痰气，注意区别掌握。

（3）阳和解凝膏——温阳化湿，消肿散结——脾肾阳虚、痰瘀互结所致的阴疽。（阴疽没有热）

（4）乳癖消胶囊——软坚散结，活血消痈，清热解毒——痰热互结所致的乳癖、乳痈。

区别：治疗乳痈——乳癖消胶囊；治疗乳岩——小金丸。

## 考点 49：治痔肿剂

地榆槐角丸——疏风凉血，泻热润燥——脏腑实热、大肠火盛所致的肠风便血、痔疮肛瘘、湿热便秘、肛门肿痛。

记忆：槐花凉血、泻火。

## 考点 50：治疹痒剂

消风止痒颗粒——清热除湿，消风止痒——风湿热邪蕴阻肌肤所致的湿疮、风疹瘙痒、小儿瘾疹。

记忆：风湿热真（疹）痒。

消银颗粒——清热凉血，养血润肤，祛风止痒——血热风燥型白疕和血虚风燥型白疕。

## 考点 51：妇科十味片与七制香附丸

妇科十味片——养血舒肝，调经止痛——血虚肝郁所致月经不调、痛经、月经前后诸证。

七制香附丸——舒肝理气，养血调经——气滞血虚所致的痛经、月经量少，闭经。

记忆：气滞对应七制。

## 考点 52：补虚扶正调经剂

（1）安坤颗粒——阴虚血热。

记忆：坤属阴，表示女性，能治疗阴虚血热型月经先期、月经过多等。

（2）八珍益母丸——气血两虚兼有血瘀。

记忆：八珍颗粒补气血；益母草能活血，因此治疗气血两虚兼有血瘀。

（3）乌鸡白凤丸——主治气血两虚，崩漏带下；功能补气养血，调经止带。

记忆：白凤治白带。

（4）女金丸：气血两虚，气滞血瘀（补气血 + 理气）。

记忆：拜金女买 8 只乌鸡养血安神。

## 考点 53：温经活血调经剂

少腹逐瘀丸、艾附暖宫丸二者均治疗寒证，注意一个治实寒，一个治虚寒。

少腹逐瘀丸——寒凝血瘀（实寒）。

艾附暖宫丸——血虚气滞，下焦虚寒。

## 考点 54：固崩止血剂

（1）固经丸——阴虚血热所致的月经先期（虚热）。

对比安坤颗粒：二者能滋阴清热，均可以用于阴虚血热所致的月经先期。

功效不同点：能养血调经的是安坤颗粒；能固经止带的是固经丸。

（2）宫血宁胶囊——血热所致的崩漏下血、月经过多（实热）及慢性盆腔炎（湿热瘀结证）。

## 考点 55：安坤除烦剂

坤宝丸、更年安片二者均可以治疗更年期综合征。

更年安片——肾阴虚的绝经前后诸证。

坤宝丸——肝肾阴虚所致的绝经前后诸证。

## 考点 56：止带剂

（1）千金止带丸与妇科千金片对比：

二者有“千金”二字，均能补益。

用于单纯的虚性带下、月经不调的是——千金止带丸。

用于湿热兼虚的带下病——妇科千金片。

（2）白带丸治疗的是湿热，带下色黄。

记忆：白带丸治黄带。

（3）妇炎平胶囊、花红颗粒、消糜栓：

三者均能清热解毒、除湿止带。其中，妇炎平胶囊还能杀虫止痒；花红颗粒还能祛瘀止痛；消糜栓还能杀虫、祛腐生肌。

注意：妇炎平胶囊外用。

（4）妇科千金片、花红颗粒、保妇康栓均可以用于湿热瘀滞所致的带下病。

## 考点 57：产后康复剂

①生化丸——产后受寒、寒凝血瘀产后病。（关键词：寒凝血瘀；产后病）

②通乳颗粒——产后气血亏损，乳少，无乳。（关键词：气血不足；乳少、无乳）

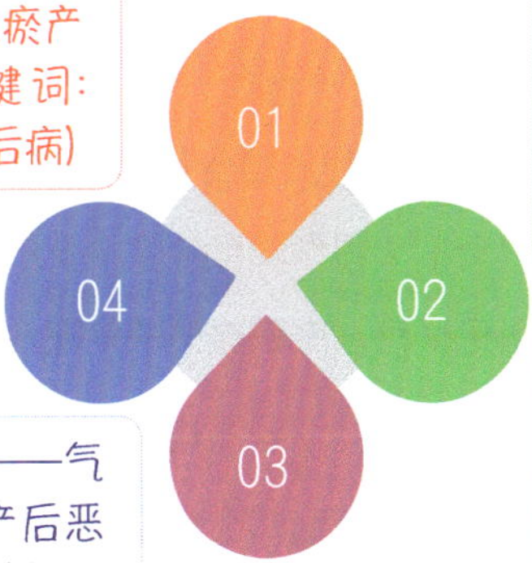


③下乳涌泉散——肝郁气滞乳少。（关键词：肝郁；乳少）

④产复康颗粒——气虚血瘀所致的产后恶露不绝。（关键词：气虚血瘀；恶露不绝）

记忆：产后气血通通补————主治产后气血亏虚。

## 考点 58：疗杂病剂

新增

能消癥的 3 个药：大黄䗪虫丸、桂枝茯苓丸、宫瘤清胶囊。

## 考点 59：儿科——解表剂

（1）儿感清口服液——解表清热，宣肺化痰——外感风寒、肺胃蕴热证（外寒里热）。

（2）解肌宁嗽丸——解表宣肺，止咳化痰——外感风寒、痰浊阻肺的小儿感冒、咳嗽痰多。

## 考点 60：儿科——止泻剂

小儿泻速停颗粒、止泻灵颗粒与健脾康儿片：

（1）治疗湿热导致的急性腹泻选用小儿泻速停颗粒。

（2）用于脾胃虚弱泄泻的有：止泻灵颗粒、健脾康儿片。

注意：渗湿止泻的是止泻灵颗粒；消食止泻的是健脾康儿片。

## 考点 61：儿科——消导剂

（1）治疗食积的有小儿消食片、小儿化食丸、一捻金。

区分：小儿消食片单纯治疗食积；小儿化食丸治疗食积化热，对应主治有大便干燥；一捻金除治疗食积外还可以治疗痰、便。

（2）治疗小儿饮食不节损伤脾胃的是小儿消食口服液。修订

（3）治疗小儿消化不良、虫积腹痛的是肥儿丸。

★记忆：肥肥的虫子。

## 考点 62：儿科——止咳平喘剂

（1）小儿咳喘灵颗粒——风热感冒、咳喘（有喘）。

（2）清宣止咳颗粒——风热感冒、咳嗽（没有喘）。

（3）鹭鸶咯丸——痰浊阻肺所致的顿咳；百日咳。

记忆：联系单味药百部治疗百日咳。

(4) 儿童清肺丸——风寒外束、肺经痰热（外有风寒、内有肺热）。

(5) 小儿消积止咳口服液——饮食积滞、痰热蕴肺（肺热+食积）。

## 考点 63：眼科——清热剂

(1) 明目蒺藜丸——上焦火盛。

记忆：激励人向上。

(2) 明目上清片——外感风热。

记忆："上清"代表的功效为清热、散风、止痛。

(3) 马应龙八宝眼膏——清热退赤，止痒去翳——用于风火上扰所致的眼睛红肿痛痒，流泪。新增

记忆：洋医疯狂清退八宝粥。

(4) 黄连羊肝丸——肝火旺盛。

记忆：肝对肝。

## 考点 64：眼科——扶正剂

(1) 治疗白内障——障眼明片。

(2) 能退翳的有障眼明片、明目蒺藜丸。

(3) 明目地黄丸、石斛夜光颗粒、障眼明片：

①明目地黄丸——肝肾阴虚；

②石斛夜光颗粒——肝肾两亏+阴虚火旺；

③障眼明片——肝肾不足、白内障。

(4) 复方血栓通胶囊主治——眼睛病+心绞痛，证型为血瘀兼气阴两虚。

## 考点 65：治鼻鼽鼻渊剂

(1) 鼻炎康片——清热解毒，宣肺通窍，消肿止痛——治疗风

邪蕴肺所致的急慢性鼻炎、过敏性鼻炎。

★记忆：鼻炎总痛。

（2）千柏鼻炎片——清热解毒，活血祛风，宣肺通窍。

★记忆：经历千年风雪（活血祛风）的柏树。

（3）辛芩颗粒——益气固表，祛风通窍——主治肺气不足、风邪外袭所致的过敏性鼻炎。

★记忆：辛勤劳动者耗气（需益气）。

（4）藿胆丸——芳香化浊，清热通窍——治疗湿浊内蕴、胆经郁火所致的鼻塞。

（5）鼻咽清毒胶囊——清热解毒，化痰散结——痰热毒瘀所致的鼻咽部慢性炎症。新增

## 考点 66：治咽肿声哑剂

（1）冰硼散和桂林西瓜霜：

①冰硼散、桂林西瓜霜均能清热解毒，消肿止痛，均治疗咽喉肿痛。

②冰硼散——热毒蕴结所致的咽喉疼痛。

③桂林西瓜霜——风热上攻、肺胃热盛的乳蛾、喉痹。

（2）复方鱼腥草片治疗急喉痹、急乳蛾（区别于桂林西瓜霜的关键字：急）；注意：用于治疗急喉痹的还有清咽滴丸。修订

（3）六神丸治疗咽喉肿痛的重症，功效中有“消炎止痛”，治疗烂喉。

★记忆：留（六神丸）言（消炎止痛）。

（4）玄麦甘桔含片——阴虚火旺；清音丸——肺热津亏（声哑失音）。

（5）锡类散、珠黄散均能解毒化腐。

（6）急、慢性喉瘖选用黄氏响声丸。

（7）口炎清颗粒与玄麦甘桔含片区别：

①治阴虚火旺所致的口腔炎症——口炎清颗粒；

②治阴虚火旺、咽喉肿痛——玄麦甘桔含片。

### 考点 67：安胎 8 药

紫苏梗、黄芩、桑寄生、砂仁、苎麻根、白术、菟丝子、杜仲。

### 考点 68：截疟 8 药

鸦胆子、青蒿、草果、槟榔、仙鹤草、生何首乌、常山、雄黄。

### 考点 69：疏肝 13 药

薄荷、柴胡、木蝴蝶、青皮、香附、佛手、香橼、梅花、月季花、娑罗子、川楝子、吴茱萸、麦芽。

### 考点 70：升阳 4 药

柴胡、升麻、葛根、黄芪。

记忆：胡歌骑马。

### 考点 71：舒筋活络 3 药

伸筋草、木瓜、鸡血藤。

记忆：神经母鸡教舒筋。

### 考点 72：功效乌发 3 药

侧柏叶、女贞子、制何首乌。

### 考点 73：通窍 4 药

白芷、细辛、苍耳子、辛夷。

记忆：小姨子又白又细心。

### 考点 74：纳气 3 药

沉香、磁石、补骨脂。

### 考点 75：降血压功效药

罗布麻。

### 考点 76：解肌 2 药

桂枝、葛根。

### 考点 77：温肺化饮 2 药

干姜、细辛。

### 考点 78：补火助阳 2 药

附子、肉桂。

### 考点 79：既能止痢又能截疟 2 药

鸦胆子、仙鹤草。

记忆：一鸦一鹤。

### 考点 80：消肿生肌 3 药

乳香、没药、白及。

### 考点 81：通利关节 2 药

土茯苓、川牛膝。

### 考点 82：通下乳 7 药

路路通、木通、通草、冬葵子、王不留行、穿山甲、丝瓜络。

### 考点 83：治疗胃热呕吐的药

黄连、枇杷叶、芦根、竹茹。

### 考点 84：治疗寒饮咳喘的药

细辛、干姜。

# 中药学

## 综合知识与技能

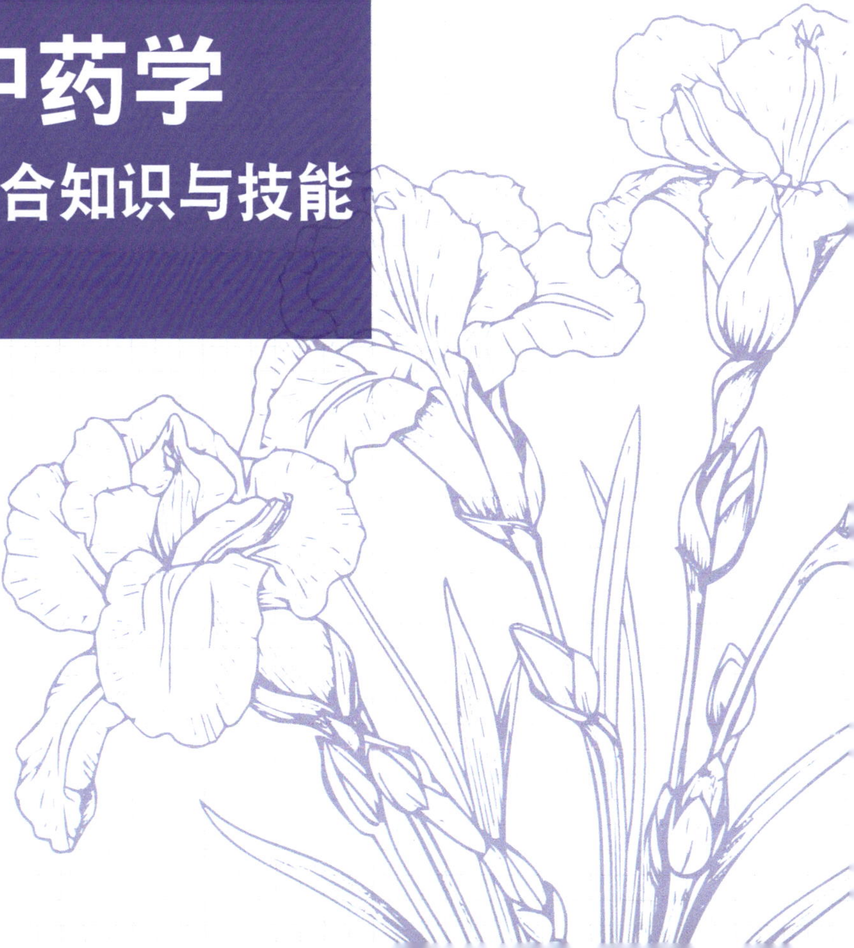

# 01 速记口诀

扫码开课

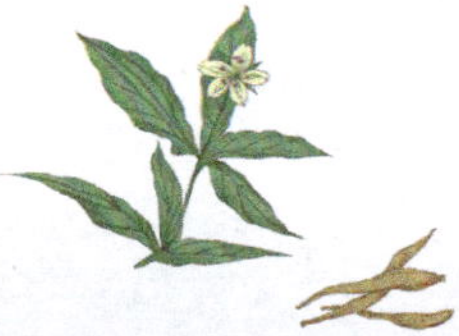

### 考点 1:

| 书名 | 作者 | 主要特点及历史意义 |
|---|---|---|
| 《雷公炮炙论》 | 南北朝 · 雷敩 | 我国第一部炮制专著 |
| 《炮炙大法》 | 明 · 缪希雍 | 我国第二部炮制专著，首列“雷公炮炙十七法” |
| 《修事指南》 | 清 · 张仲岩 | 我国第三部炮制专著 |

口诀：一打雷，二大雨，三修事。

### 考点 2:

《伤寒论》创造性地将医学理论与临床实践紧密结合，后世称其为“众方之祖”。

口诀：上访。

### 考点 3:

《金匮要略方论》开创了内伤杂病辨证论治的体系。

口诀：柜子里放杂物。

### 考点 4:

《诸病源候论》为我国第一本证候学专著，继承和发展了中医病因病机学理论。

口诀：候——证候学。

**考点 5：**

《温疫论》为中医史上第一部论温疫的专著。

口诀：瘟疫——论瘟疫。

**考点 6：**

《备急千金要方》首重医德，序例中著有“大医习业”“大医精诚”两篇专论。论病首重妇婴病的防治与护理。

口诀：两大千金。

**考点 7：**

《太平惠民和剂局方》为宋代官府颁行，是我国第一部成药药典。

口诀：太平第一成。

**考点 8：**

《普济方》保存了大量的民间验方，是我国古代收方最多的方书。

口诀：普——普遍——最多。

**考点 9：**

阴盛——实寒证——寒者热之。

阳盛——实热证——热者寒之。

口诀：盛——多了——实证。

**考点 10：**

阴虚——虚热证——壮水之主，以制阳光——阳病治阴。

阳虚——虚寒证——益火之源，以消阴翳——阴病治阳。

口诀：治什么，什么虚。

### 考点 11：

依据阴阳互根的原理——阴中求阳，阳中求阴。

阳中求阴：重用补阴药，佐用补阳药，从补阳药中求一些阴——阴虚。

阴中求阳：重用补阳药，佐用补阴药，从补阴药中求一些阳——阳虚。

口诀：求什么就是什么虚。

### 考点 12：

五行相生次序：木生火、火生土、土生金、金生水、水生木。

五行相克次序：木克土、土克水、水克火、火克金、金克木。

口诀：木火土金水，邻相生，间相克。

### 考点 13：

人体十二经脉走向流注次序：手太阴肺经→手阳明大肠经→足阳明胃经→足太阴脾经→手少阴心经→手太阳小肠经→足太阳膀胱经→足少阴肾经→手厥阴心包经→手少阳三焦经→足少阳胆经→足厥阴肝经。

口诀：非大胃比（脾）心小，光身包饺单干。

### 考点 14：

督脉的基本功能：调节阳经气血，故称“阳脉之海”。

口诀：督——叔——男性——阳——阳脉之海。

### 考点 15：

任脉的基本功能：调节阴经气血，故称“阴脉之海”。

口诀：任——妊——妊娠——女性——阴——阴脉之海。

## 考点 16：

冲脉的基本功能：调节十二经脉气血，故称“十二经脉之海”，又称冲为血海。

口诀：冲——充——充血——血海。

## 考点 17：

带脉的基本功能：（1）约束纵行诸经；（2）主司妇女的带下。

口诀：带——皮带——约束；带——带下。

## 考点 18：

六淫致病的共同特点：外感性、地域性、季节性、相兼性。

口诀：外地吉祥。

## 考点 19：

| 病机 | 临床表现 | 证型 |
|---|---|---|
| 阴盛格阳 | 除可见四肢厥逆、下利清谷、脉微欲绝等症状，又可见阳浮于外之症，如身热反不恶寒（但欲盖衣被）、面颊泛红等假热之象 | 真寒假热 |
| 阳盛格阴 | 临床除见身热、面红、气粗、烦躁等症状，又突然出现四肢厥冷（但身热不恶寒）、脉象沉伏（但沉数有力）等假寒之象 | 真热假寒 |

口诀：格谁，谁在门外；门内为真，门外为假。

释义：阴盛格阳 = 格阳 = 阳在门外，阳热；为假 = 阴在门内，阴寒；为真 = 真寒假热证。阳盛格阴 = 格阴 = 阴在门外，阴寒；为假 = 阳在门内，阳热；为真 = 真热假寒证。

## 考点 20：

培养正气，提高抗病能力：（1）顺应自然[修订]；（2）调畅情志[修订]；

修订 （3）饮食有节；（4）起居有常；（5）锻炼身体。修订

口诀：居然有恋情。

## 考点 21：

消灭病邪，防止邪气侵害：修订（1）避其邪气；（2）药物预防。修订

口诀：预防邪气。

## 考点 22：

咳嗽：咳声重浊，多属实证；咳声低微气怯，多属虚证；呈阵发性，终止时做鹭鸶叫声的，称为顿咳（百日咳）；咳声如犬吠，多为白喉。

口诀：白犬炖鸡。

## 考点 23：

| 颜色 | 主证 |
| --- | --- |
| 白色 | 虚寒证、失血证 |
| 黄色 | 虚证、湿证 |
| 赤色 | 热证、戴阳证 |
| 青色 | 寒证、痛证、瘀血证及惊风证 |
| 黑色 | 肾虚、水饮证、瘀血证 |

口诀：青寒痛瘀惊风证，赤热戴阳黄虚湿，黑肾水瘀白虚失。

## 考点 24：

脉诊的部位：两手各有寸、关、尺三部，左寸候心，左关候肝，左尺候肾；右寸候肺，右关候脾胃，右尺候肾（命门）。

口诀：寸关尺，左手心肝肾，右手肺脾门。

### 考点 25:

滑脉主病：滑脉主痰饮、食滞、实热等。

口诀：市集谈话凑热闹。

### 考点 26:

气虚的典型症状：面色㿠白 + 少气懒言 + 畏风自汗 + 神疲乏力 + 语声低微。

口诀：面少畏神语。

### 考点 27:

阴虚：形体消瘦，口燥咽干，眩晕失眠，五心烦热，潮热盗汗，舌红少苔，脉细数。

口诀：阴虚 = 津液不足 + 虚热。

### 考点 28:

阳虚：神疲乏力，少气懒言，蜷卧嗜睡，畏寒肢冷，口淡不渴，尿清便溏或尿少肿胀，面白舌淡。

口诀：阳虚 = 气虚 + 寒象。

### 考点 29:

正治：又称“逆治”，包括：寒者热之，热者寒之，虚则补之，实则泻之。

口诀：整你。

释义：整 = 正 = 正治；你 = 逆 = 逆治。

### 考点 30:

反治：又称“从治”，包括：热因热用，寒因寒用，通因通用，塞因塞用。

口诀：饭虫。

释义：饭 = 反 = 反治；虫 = 从 = 从治。

## 考点 31：望神

| 病名 | 临床表现 |
| --- | --- |
| 得神 | 两眼灵活有神、神志清楚、反应灵敏、语言清晰 |
| 失神 | 目光晦暗、瞳仁呆滞、精神萎靡、反应迟钝、呼吸气微，甚至神志昏迷、循衣摸床、撮空理线 |
| 假神 | 久病、重病、精气极度衰弱者，突然转“佳” |

口诀：得神——正常人；失神——失去精神；假神——突然。

## 考点 32：感冒

| 证型 | 辨证要点 | 方剂 | 中成药 |
| --- | --- | --- | --- |
| 风寒感冒 | 恶寒重，发热轻，流涕清稀，咽痒，咳痰稀白。舌苔薄白，脉浮紧 | 荆防败毒散 | 荆防颗粒、感冒清热颗粒、感冒软胶囊、九味羌活丸、葛根汤颗粒 |
| 风热感冒 | 身热较著，微恶风，咽痛咽红，口渴。舌边尖红，脉浮数 | 银翘散 | 银翘解毒丸、双黄连口服液、桑菊感冒片、感冒清胶囊、柴银口服液 |
| 时行感冒 | 突然发热，高热不退，伴明显全身症状，呈现流行性发作 | 清瘟败毒饮 | 清瘟解毒片、连花清瘟胶囊、维 C 银翘片、银翘伤风胶囊 |
| 体虚感冒 | 发热，恶寒较甚，身楚倦怠，咳痰无力，脉浮而无力 | 参苏饮 | 参苏丸、败毒散 |
| 新增 暑湿感冒 | 发热，微恶风，头昏重胀痛，口渴黏腻，胸闷脘痞，舌苔薄黄腻，脉濡数 新增 | 新增 新加香薷饮 | 新增 藿香正气水、保济丸 |

口诀：风寒九哥荆芥防，风热银翘用辛凉，维C伤风送瘟神，参苏败毒丸宜尝，暑湿新加保正气。

## 考点 33：咳嗽

| 证型 | 方剂 | 中成药 |
| --- | --- | --- |
| 风寒袭肺 | 三拗汤合止嗽散 | 通宣理肺丸、风寒咳嗽丸、杏苏止咳糖浆、三拗片 |
| 风热犯肺 | 桑菊饮 | 急支糖浆、桑菊感冒片、羚羊清肺颗粒、风热咳嗽胶囊 |
| 风燥伤肺 | 桑杏汤 | 炼蜜川贝枇杷膏、二母宁嗽丸、雪梨止咳糖浆 |
| 痰湿蕴肺 | 二陈平胃散合三子养亲汤 | 二陈丸、橘贝半夏颗粒、蛇胆陈皮胶囊 |
| 痰热郁肺 | 清金化痰汤 | 清肺化痰丸、清肺抑火丸、复方鲜竹沥液 |
| 肺阴亏耗 | 沙参麦冬汤 | 二冬膏、养阴清肺丸、百合固金丸 |

口诀：苏三通寒急桑羊，蜂蜜雪梨润燥忙，二母拿来桑杏汤，二两橘皮化痰良，有痰有火鲜竹沥，麦冬百合须煎尝，咳嗽用药须兼治，辨证准确肺倍爽。

## 考点 34：喘证

| 证型 | 方剂 | 中成药 |
| --- | --- | --- |
| 风寒闭肺 | 麻黄汤合华盖散 | 小青龙合剂、风寒咳嗽颗粒、苓桂咳喘宁胶囊、桂龙咳喘宁胶囊 |
| 痰热壅肺 | 桑白皮汤 | 清肺消炎丸、葶贝胶囊 |
| 痰浊阻肺 | 二陈汤合三子养亲汤 | 橘红痰咳颗粒、祛痰止咳颗粒 |
| 肾不纳气 | 肾气丸合参蛤散 | 补金片 |

口诀：龙贵川麻黄兴，二三橘皮祛痰行，白皮消炎痰热停，肾不纳气参蛤赢。

## 考点 35：肺胀

| 证型 | 方剂 | 中成药 |
| --- | --- | --- |
| 痰浊阻肺 | 苏子降气汤合三子养亲汤 | 苏子降气丸、理气定喘丸 |
| 痰热郁肺 | 越婢加半夏汤或桑白皮汤 | 止咳平喘糖浆、清肺消炎丸 |
| 肺肾气虚 | 平喘固本汤合补肺汤 | 参茸黑锡丸、百令胶囊 |

口诀：肺胀胸膨痰须清，降气理气定喘灵，越婢止咳清炎热，肺肾固本锡百令。

## 考点 36：心悸

| 证型 | 方剂 | 中成药 |
| --- | --- | --- |
| 心脾两虚 | 归脾汤 | 人参归脾丸、复方扶芳藤合剂、益气养血口服液、消疲灵颗粒 |
| 阴虚火旺 | 天王补心丹 | 天王补心丸、朱砂安神片、宁神补心片、安神补心丸 |
| 心阳不振 | 桂枝甘草龙骨牡蛎汤合参附汤 | 参仙升脉口服液、心宝丸、芪苈强心胶囊 |
| 瘀阻心脉 | 红花桃仁煎合桂枝甘草龙骨牡蛎汤 | 血府逐瘀口服液、七叶神安片、稳心颗粒、参松养心胶囊 |

口诀：心中悸动忽不安，心脾气血扶难关，阳虚升仙用宝强，阴虚朱砂补心丹，瘀阻七夜莫慌乱，参松稳心桃红煎。

## 考点 37：胸痹

| 证型 | 方剂 | 中成药 |
| --- | --- | --- |
| 气虚血瘀 | 补阳还五汤 | 芪参益气滴丸、参桂胶囊、心力丸、活心丸 |
| 气滞血瘀 | 血府逐瘀汤 | 血府逐瘀口服液、复方丹参滴丸、速效救心丸、冠心丹参滴丸、银丹心脑通软胶囊 |
| 痰浊闭阻 | 瓜蒌薤白半夏汤合涤痰饮 | 血滞通胶囊、丹蒌片、舒心降脂片、降脂通络软胶囊 |
| 寒凝心脉 | 枳实薤白桂枝汤合当归四逆汤 | 冠心苏合滴丸、苏合香丸、宽胸气雾剂、神香苏合丸 |
| 气阴两虚 | 生脉散合人参养荣汤 | 益心胶囊、益心舒胶囊、益心通脉颗粒、冠心生脉口服液、洛布桑胶囊 |

口诀：气虚神力活心丸，气滞丹参救血府，痰浊闭阻降通痰，寒凝心脉苏合宽，益心生脉洛布桑。

## 考点 38：泄泻

| 证型 | 方剂 |
| --- | --- |
| 寒湿内盛 | 藿香正气散 |
| 湿热伤中 | 修订 葛根黄芩黄连汤 |
| 食滞肠胃 | 保和丸 |
| 肝气乘脾 | 痛泻要方 |
| 脾胃虚弱 | 参苓白术散 |
| 肾阳虚衰 | 四神丸 |

口诀：四神痛泻，藿葛参（喝个参）。

## 考点 39：淋证

| 证型 | 方剂 | 中成药 |
|---|---|---|
| 热淋 | 八正散 | 八正胶囊、复肾宁片、分清五淋丸 |
| 石淋 | 石韦散 | 复方金钱草颗粒、净石灵胶囊、五淋化石丸 |
| 血淋 | 小蓟饮子 | 肾炎灵胶囊、五淋丸 |
| 气淋 | 沉香散 | 柴胡舒肝丸 |
| 膏淋 | 程氏萆薢分清饮 | 萆薢分清丸、前列泰片 |
| 劳淋 | 无比山药丸 | 前列回春胶囊、男康片 |

口诀：热淋八正复肾宁，石淋石韦金钱明，血淋五淋肾炎灵，气淋沉香疏肝去，膏淋分清前列泰，男康回春治劳淋。

## 考点 40：消渴

| 证型 | 方剂 | 中成药 |
|---|---|---|
| 阴虚燥热 | 玉女煎 | 降糖胶囊、消渴平片、消糖灵胶囊 |
| 脾胃气虚 | 参苓白术散 | 参苓白术散、益津降糖口服液 |
| 气阴两虚 | 七味白术散可合生脉饮 | 参精止渴丸、参芪降糖胶囊、消渴丸 |
| 肾阴亏虚 | 六味地黄丸 | 六味地黄丸、麦味地黄丸 |
| 阴阳两虚 | 肾气丸 | 金匮肾气丸 |

口诀：玉女燥热降灵平，脾虚益津用参苓，七味参精与参芪，地黄腰酸脉数细，阴阳两虚治肾气，三多一少此病已。

## 考点41：乳痈

| 证型 | 辨证要点 | 方剂 | 中成药 |
| --- | --- | --- | --- |
| 修订 肝胃郁热 | 修订 乳房肿胀疼痛，皮色不变或微红，排乳不畅，头痛骨楚，胸闷呕恶，纳谷不馨，大便干结，舌质红，脉浮数或弦数 | 瓜蒌牛蒡汤 | 活血解毒丸、活血消炎丸 |
| 热毒炽盛 | 乳房肿痛加剧，皮肤焮红灼热。伴壮热不退，口渴喜饮，便秘溲赤。苔黄腻，脉洪数 | 五味消毒饮合透脓散 | 牛黄化毒片、九一散 |

口诀：女子本弱为母刚，哺乳育儿勤思量，解毒消炎寻牛蒡，五味九一化牛黄。

## 考点42：月经先期

| 证型 | 辨证要点 | 方剂 | 中成药 |
| --- | --- | --- | --- |
| 脾气虚 | 月经周期提前，神疲乏力，气短懒言，小腹空坠，纳少便溏 | 补中益气汤 | 人参归脾丸、当归丸 |
| 肾气虚 | 月经周期提前，质清稀，腰膝酸软，头晕耳鸣。舌淡暗，苔白，脉沉细 | 固阴煎 | 女金丹 |
| 肝郁血热 | 月经周期提前，经色深红或紫红，少腹胀痛，或胸闷胁胀，或乳房胀痛，或心烦易怒。舌红，苔薄黄，脉弦数 | 丹栀逍遥散 | 丹栀逍遥丸 |
| 新增 阴虚血热 | 新增 月经周期提前，色红，质稠，两颧潮红，手足心热，咽干口燥。舌质红，苔少，脉细数 | 新增 两地汤 | 新增 固经丸、安坤颗粒、归芍地黄丸 |

口诀：月事潮前脾肾肝，肝郁血热逍遥丸，脾虚当归补中气，肾虚固阴女金丹，阴虚安固地黄丸。

## 考点 43：厌食

| 证型 | 辨证要点 | 方剂 | 中成药 |
|---|---|---|---|
| 脾失运健 | 食欲不振，厌恶进食，形体尚可，精神正常，脉尚有力 | 不换金正气散 | 健儿消食口服液、复方消食茶 |
| 脾胃气虚 | 不思进食，食不知味，神倦多汗，面色少华，形体偏瘦，肢倦乏力 | 异功散 | 参苓白术散（丸）、启脾丸 |
| 脾胃阴虚 | 不思进食，皮失润泽，大便偏干，小便短黄，手足心热，舌偏红少津 | 养胃增液汤 | 儿宝颗粒、健儿素颗粒 |
| 新增 肝脾不和 | 厌恶进食，嗳气频繁，胸胁痞满，性情急躁，神疲肢倦，大便不调 新增 | 新增 逍遥散 | 新增 小儿肠胃康颗粒 |

口诀：小儿厌食责之脾，消食正气尚有力，启脾参苓为异功，平素保养此病已，脾胃相和长逍遥。

## 考点 44：

三因学说：隆、赤巴、培根。

口诀：培根，侬吃吧（上海话）。

释义：培根——培根；侬——隆；吃吧——赤巴。

## 考点 45：

三根：赫依、希日、巴达干。

口诀：一日干。

释义：一——赫依；日——希日；干——巴达干。

## 考点 46：

三秽：稠、稀、汗。

口诀：瞅、稀罕。

释义：瞅——稠，稀罕——稀、汗

## 考点 47：

爱日康学说：包括火、气、水、土四大元素。

口诀：水土不服，容易上火生气。

释义：水土不服——水、土；上火生气——火、气。

## 考点 48：饮片的处方应付（清炒品）

| 分类 | 饮片 |
|---|---|
| 调配清炒品 | 紫苏子、莱菔子、蔓荆子、苍耳子、牛蒡子、白芥子、谷芽、麦芽、酸枣仁、王不留行 |

口诀：老王有六子和二丫爱吃酸枣仁。

释义：二丫——麦芽、谷芽；六子——紫苏子、莱菔子、蔓荆子、苍耳子、牛蒡子、白芥子；老王——王不留行。

## 考点 49：饮片的处方应付（麸炒品）

| 分类 | 饮片 |
|---|---|
| 调配麸炒品 | 僵蚕、白术、枳壳 |

口诀：麸炒术蚕壳。

释义：术——白术；蚕——僵蚕；壳——枳壳。

## 考点 50：饮片的处方应付（炮制品）

| 分类 | 饮片 |
|---|---|
| 调配炮制品 | 川乌、草乌（水制）、附子（炮制）、天南星（矾制）、吴茱萸（甘草水制）、远志（甘草水制去心）、厚朴（姜制）、何首乌 |

口诀：远看星星被3朵厚乌云挡住，一团黑的样子无法看。

释义：远——远志；星——天南星；厚——厚朴；三乌云——草乌、川乌、何首乌；样子——附子；无——吴茱萸。

## 考点51：饮片的处方应付（烫制品）

| 分类 | 饮片 |
| --- | --- |
| 调配烫制品 | 龟甲、鳖甲、穿山甲 |

口诀：烫三甲。

释义：烫——烫制品；三甲——龟甲、鳖甲、穿山甲。

## 考点52：饮片的处方应付（煅制品）

| 分类 | 饮片 |
| --- | --- |
| 调配煅制品 | 花蕊石、钟乳石、金礞石、青礞石、自然铜、瓦楞子 |

口诀：煅烧材料需要有，四石一子加一铜。

释义：四石——花蕊石、钟乳石、金礞石、青礞石；一子——瓦楞子；铜——自然铜。

## 考点53：饮片的处方应付（炭制品）

| 分类 | 饮片 |
| --- | --- |
| 调配炭制品 | 干漆、炮姜、地榆、侧柏叶、蒲黄 |

口诀：干漆炮姜炭，蒲黄榆侧柏。

释义：干漆——干漆；炮姜——炮姜；炭——炭制品；蒲黄——蒲黄；榆——地榆；侧柏——侧柏叶。

## 考点54：饮片的处方应付（蜜炙品）

| 分类 | 饮片 |
| --- | --- |
| 调配蜜炙品 | 枇杷叶、马兜铃 |

口诀：蜜怕兜铃。

释义：蜜——蜜炙品；怕——枇杷叶；兜铃——马兜铃。

## 考点 55：妊娠禁忌用药

丁公藤、千金子、千金子霜、天山雪莲、闹羊花、洋金花、天仙子、天仙藤、川乌、草乌、黑种草子、阿魏、干漆、两头尖、牵牛子、马钱子、马钱子粉、马兜铃、三棱、莪术、大皂角、猪牙皂、商陆、京大戟、巴豆、巴豆霜、罂粟壳、甘遂、芫花。

口诀：丁公千金名雪莲，留洋归来赛天仙，乌黑阿魏想娶她（妻），两头牵来牛和马，三术两枣上大巴，应该随心美梦圆。

## 考点 56：妊娠慎用药

白附子、附子、华山参、穿山甲、天南星、天花粉、蒲黄、桂枝、玄明粉、王不留行、蟾酥。

口诀：西父子参加天皇（鬼子），分分钟不能留，惨。

## 考点 57：有毒饮片毒性分类

| 分类 | 药物 |
| --- | --- |
| 大毒 | 天仙子、闹羊花、马钱子（粉）、生草乌、巴豆（霜）、斑蝥、生川乌、红粉 |
| 有毒 | 附子、雄黄、木鳖子、三颗针、天南星、山豆根等 |
| 小毒 | 吴茱萸、土鳖虫、北豆根、重楼、川楝子、苦杏仁、蛇床子等 |

口诀：天仙养马，草豆搬屋打粉。

释义：天仙——天仙子；养——闹羊花；马——马钱子（粉）；草——生草乌；豆——巴豆（霜）；搬——斑蝥；屋——生川乌；打粉——红粉。

口诀：父兄三人上天山拾木鳖子。

释义：父——附子；兄——雄黄；三——三颗针；天——天南星；山——山豆根；木鳖子——木鳖子。

口诀：背篓无土脸苦涩。

释义：背——北豆根；篓——重楼；无——吴茱萸；土——土鳖虫；脸——川楝子；苦——苦杏仁；涩——蛇床子。

## 考点 58：特殊煎药方法（先煎）

| 煎煮方法 | 适用类型 | 药品举例 |
|---|---|---|
| 先煎 | 矿物、动物骨甲类饮片 | 蛤壳、紫石英、石决明、珍珠母、瓦楞子、龟甲、鳖甲、鹿角霜、磁石、牡蛎、生石膏、赭石、自然铜 |
| | 有毒饮片 | 川乌、草乌、制附子 |

口诀：坚硬、有毒。

## 考点 59：特殊煎药方法（后下）

| 煎煮方法 | 适用类型 | 药品举例 |
|---|---|---|
| 后下 | 气味芳香的饮片 | 降香、沉香、薄荷、鱼腥草、砂仁、豆蔻 |
| | 久煎后有效成分易破坏 | 徐长卿、生大黄、番泻叶、钩藤、苦杏仁 |

口诀：长夜生活够苦，沉降薄荷杀白鱼。

释义：长——徐长卿；夜——番泻叶；生——生大黄；够——钩藤；苦——苦杏仁；沉——沉香；降——降香；薄荷——薄荷；杀——砂仁；白——白豆蔻；鱼——鱼腥草。

## 考点 60：特殊煎药方法（包煎）

| 煎煮方法 | 适用类型 | 药品举例 |
|---|---|---|
| 包煎 | 含黏液质多 | 葶苈子、车前子 |
| | 含绒毛，易刺激咽喉 | 旋覆花、枇杷叶 |
| | 花粉样微小饮片，易漂浮 | 六一散、蛤粉、蒲黄、海金沙 |

口诀：六一停车选枇杷，给（蛤）黄金。

释义：六一——六一散；停——葶苈子；车——车前子；选——旋覆花；枇杷——枇杷叶；给——蛤粉；黄——蒲黄；金——海金沙。

## 考点 61：特殊煎药方法（烊化）

| 煎煮方法 | 适用类型 | 药品举例 |
| --- | --- | --- |
| 烊化 | 胶类 | 阿胶、鳖甲胶、鹿角胶、龟鹿二仙胶 |

口诀：教养。

释义：教——阿胶、鳖甲胶、鹿角胶、龟鹿二仙胶；养——烊化。

## 考点 62：特殊煎药方法（另煎）

| 煎煮方法 | 适用类型 | 药品举例 |
| --- | --- | --- |
| 另煎 | 贵重饮片 | 人参、西洋参、西红花、羚羊角 |

口诀：西洋人带羚羊角。

释义：西——西红花；洋——西洋参；人——人参；羚羊角——羚羊角。

## 考点 63：特殊煎药方法（冲服）

| 煎煮方法 | 适用类型 | 药品举例 |
| --- | --- | --- |
| 冲服 | 用量少的贵细饮片 | 雷丸、羚羊角、三七、琥珀、鹿茸、沉香、川贝、紫河车、蕲蛇、金钱白花蛇 |

口诀：花3倍钱骑车去湖泊，累，仰路沉睡。

释义：花——金钱白花蛇；三——三七；倍——川贝；骑——蕲蛇；车——紫河车；湖泊——琥珀；累——雷丸；仰——羚羊角；路——鹿茸；沉——沉香。

## 考点 64：特殊煎药方法（煎汤代水）

| 煎煮方法 | 适用类型 | 药品举例 |
| --- | --- | --- |
| 煎汤代水 | 质地松泡、用量较大的饮片 | 葫芦壳、灶心土 |

口诀：土灶煎葫芦。

释义：土——灶心土；煎——煎汤代水；葫芦——葫芦壳。

## 考点 65：饮片贮存中常见的质量变异现象

①虫蛀：含淀粉、糖、脂肪、蛋白质等成分的饮片，有利于蛀虫的成长繁殖。

如：北沙参、薏苡仁、白芷、大黄、柴胡、鸡内金。

口诀：杀一只大柴鸡。

释义：杀——北沙参；一——薏苡仁；只——白芷；大——大黄；柴——柴胡；鸡——鸡内金。

②霉变：含糖类、黏液质、淀粉、蛋白质及油类的饮片。

如：天冬、马齿苋、牛膝、蕲蛇、五味子、人参、独活、紫菀、菊花。

口诀：天马牛蛇五人独爱紫菊。

释义：天——天冬；马——马齿苋；牛——牛膝；蛇——蕲蛇；五——五味子；人——人参；独——独活；紫——紫菀；菊——菊花。

③泛油：

含挥发油的饮片——当归、苍术。

含油脂的饮片——柏子仁、桃仁、杏仁。

含糖较多的饮片——麦冬、天冬、熟地、黄精、牛膝。

口诀：冬天吃熟黄牛。

释义：冬——麦冬；天——天冬；熟——熟地；黄——黄精；牛——牛膝。

## 考点 66：中成药贮存中常见的质量变异

| 变异现象 | 常见剂型 |
| --- | --- |
| 虫蛀 | 蜜丸、水丸、散剂 |
| 霉变 | 蜜丸、煎膏剂、片剂 |
| 酸败 | 合剂、酒剂、煎膏剂、糖浆剂、软膏剂 |
| 挥发 | 芳香水剂、酊剂 |
| 沉淀 | 药酒、口服液、注射液 |

口诀：虫蛀蜜水散，霉变蜜膏片，喝酒煎糖软，挥发芳水酊。

释义：虫蛀——容易虫蛀的；蜜——蜜丸；水——水丸；散——散剂；霉变——容易霉变的；膏——膏滋；片——片剂；喝——合剂；酒——酒剂；煎——煎膏剂；糖——糖浆剂；软——软膏剂；挥发——容易挥发的；芳水——芳香水剂；酊——酊剂。

## 考点 67：对抗贮存法

牡丹皮与泽泻、山药同贮，蛤蚧与花椒、吴茱萸或荜澄茄同贮，蕲蛇或白花蛇与花椒或大蒜瓣同贮，土鳖虫与大蒜同贮，人参与细辛同贮，冰片与灯心草同贮，硼砂与绿豆同贮，藏红花与冬虫夏草同贮等。

口诀：牡丹泽泻山药同，蛤蚧吴萸花荜澄，蕲白二蛇椒蒜瓣，冬虫夏草披藏红，更有冰片灯心草，人参细辛不能少，大蒜土鳖绿豆砂，对抗贮存方法好。

## 考点 68：中成药之间的配伍应用（增强疗效）

| | | |
|---|---|---|
| 功效类似，增强疗效 | 附子理中丸 + 四神丸 | 治疗脾肾阳虚之五更泄泻 |
| | 归脾丸 + 人参养荣丸 | 治疗心悸失眠，眩晕健忘 |
| | 脑立清胶囊（片）+ 六味地黄丸 | 治疗高血压属肝肾阴虚，肝阳上扰 |

口诀：四神附体，荣归故里，六根清净。

释义：四神——四神丸；附——附子理中丸；荣——人参养荣丸；归——归脾丸；六——六味地黄丸；清净——脑立清胶囊（片）。

## 考点 69：中成药之间的配伍应用（主辅搭配）

| | | |
|---|---|---|
| 一药为主，一药为辅，辅药提高主药疗效 | 二陈丸 + 平胃散 | 平胃散增强二陈丸燥湿化痰的功能 |
| | 乌鸡白凤丸 + 香砂六君丸 | 香砂六君丸增强乌鸡白凤丸养血调经的功效 |

口诀：陈平想白凤。

释义：陈——二陈丸；平——平胃散；想——香砂六君丸；白凤——乌鸡白凤丸。

## 考点 70：中成药之间的配伍应用（抑制或消除副作用）

| | | |
|---|---|---|
| 一种药抑制或消除另一种药的偏性或副作用 | 舟车丸 + 四君子丸 | 四君子丸防止峻下而伤正气 |
| | 金匮肾气丸 + 麦味地黄丸 / 生脉散 / 参蛤散 | 防止金匮肾气丸燥烈伤阴 |

口诀：四车生参味儿的金麦郎。

释义：四——四君子丸；车——舟车丸；生——生脉散；参——参蛤散；金——金匮肾气丸；麦——麦味地黄丸。

## 考点 71：

含有生物碱类对肾功能有影响的植物药：雷公藤、草乌、益母草、蓖麻子、麻黄、北豆根。

口诀：吴雷种了一亩麻黄根。

释义：吴——草乌；雷——雷公藤；一亩——益母草；麻——蓖麻子；黄——麻黄；根——北豆根。

## 考点 72：

含有马兜铃酸对肾功能有影响的植物药：马兜铃、天仙藤、寻骨风。

口诀：寻天马。

释义：寻——寻骨风；天——天仙藤；马——马兜铃。

## 考点 73：

含有苷类成分对肝功能有影响的中药：三七、商陆、黄药子、何首乌、苍耳子。

口诀：三皇子喝酒伤肝。

释义：三——三七；黄——黄药子；子——苍耳子；喝——何首乌；肝——含有苷类成分对肝功能有影响。

## 考点 74：

含有毒蛋白类成分对肝功能有影响的中药：苍耳子、蓖麻子、望江南子、相思豆。

口诀：苍耳思念江南的麻子。

释义：苍耳——苍耳子；思念——相思豆；江南——望江南子；麻子——蓖麻子。

### 考点 75：

含有萜与内酯类成分对肝功能有影响的中药：川楝子、黄药子、艾叶等。

口诀：爱黄川，倒贴。

释义：爱——艾叶；黄——黄药子；川——川楝子。

### 考点 76：

含有鞣质类成分对肝功能有影响的中药：五倍子、石榴皮、诃子。

口诀：肉是何物。

释义：肉——鞣质；是——石榴皮；何——诃子；物——五倍子。

### 考点 77：

老年人合理应用中药的原则：

①麝香保心丸不宜与地高辛等强心类药物联用。

②含甘草、人参、鹿茸等成分的中成药培元通脑胶囊、益心通脉颗粒、活血通脉片，不宜与降糖药二甲双胍、消渴丸、阿卡波糖、胰岛素联用。

③含黄酮类成分的中成药复方丹参片（滴丸）、银杏叶片，不宜与法莫替丁片联用。

④甘草、鹿茸不宜与阿司匹林联用。

口诀：老年人用药注意，麝香保住心高地，通脑通脉升血糖，银杏叶与法莫替，甘草鹿茸阿司匹，损伤加重徒泪泣。

## 考点 78：

| 服药时间 | 内容 |
| --- | --- |
| 空腹服 | 活血化瘀药（桃核承气汤）、峻下逐水药（十枣汤）、驱虫药和攻积导滞药 |

口诀：攻击空军区域。

## 考点 79：

| 服药时间 | 内容 |
| --- | --- |
| 饭前服 | 补益药（六味地黄丸、参苓白术散）；制酸药；病在胸腹以下，如肝、肾等 |

口诀：酸下补益饭前服。

## 考点 80：

| 服药时间 | 内容 |
| --- | --- |
| 饭后服 | 对胃肠道有刺激性的药物；苦寒伤胃之药；健胃消食药（保和丸、大山楂丸）；病在胸膈以上，如头痛、眩晕、目疾、咽痛 |

口诀：苦刺胃上饭后服。

## 考点 81：

| 服药时间 | 内容 |
| --- | --- |
| 清晨服 | 利水蠲饮祛湿剂（鸡鸣散）、涌吐药（常山饮） |

口诀：清晨七点鸡叫之时我常饮一杯水。

## 考点 82：

| 服药时间 | 内容 |
| --- | --- |
| 睡前服 | 安神药、涩精止遗药及部分缓泻药，治疗夜汗出、夜半腹痛者的药物 |

口诀：睡前神经夜缓泻。

## 考点 83：

应用药品时需要特殊提示的情况如下：

（1）多种药物合并应用。

（2）应用药品后出现不良反应。

（3）患者依从性不好。

（4）病情需要，处方用法用量与说明书不一致的。

（5）超出说明书范围的适应证或剂量。

（6）配伍禁忌。

（7）首次使用的药品。

（8）近期说明书有修改的。

（9）患者使用的药品近期有严重或罕见的不良反应。

（10）使用含有毒成分的药品。

（11）同一种药品有多种适应证，或用药剂量范围较大或剂量接近阈值。

（12）药品被重新包装，而包装的标识物不清晰。

（13）使用需要特殊条件贮存的药品，或临近有效期的药品。

关键词：多药合用、不良反应（人）、依从性差、超剂量、超范围、配伍禁忌、首次使用、改说明、不良反应（药）、毒性成分、多用途、标识不清、贮存效期。

口诀：多药依从双不良，首次多毒标贮存，二超配伍改说明。

## 考点 84：

含乌头类的中药材：川乌、草乌、附子、雪上一枝蒿。

含乌头类的中成药：追风丸、追风透骨丸、三七伤药片、祛风止痛片、祛风舒筋丸、右归丸、金匮肾气丸、附子理中丸、风湿骨痛胶囊、小金丸、木瓜丸、正天丸、小活络丸、活络丸等。

口诀：三瓜整天去追风消金，又服喽。

释义：三——三七伤药片；瓜——木瓜丸；整天——正天丸；去——祛风止痛片、祛风舒筋丸；追——追风丸；风——风湿骨痛胶囊；消——小活络丸；金——金匮肾气丸；又——右归丸；服——附子理中丸；喽——活络丸。

## 考点 85：

含马钱子的中成药：伤科七味片、疏风定痛丸、山药丸、九分散、舒筋丸等。

口诀：马叔叔上九山。

释义：马——马钱子；叔——舒筋丸；叔——疏风定痛丸；上——伤科七味片；九——九分散；山——山药丸。

## 考点 86：

含蟾酥的中成药：六神丸、六应丸、喉症丸、梅花点舌丸、麝香保心丸、麝香通心滴丸等。

口诀：六耳猕猴射梅花。

释义：六——六神丸、六应丸；猴——喉症丸；射——麝香保心丸、麝香通心滴丸；梅花——梅花点舌丸。

## 考点 87：

含雄黄的中成药：牛黄至宝丸、牛黄清心丸、牛黄解毒丸（片）、安宫牛黄丸、牛黄镇惊丸、牛黄醒消丸、牛黄抱龙丸、六神丸、喉症丸、紫金锭、追风丸、三品等。

口诀：六神喉症紫金锭，追风三品皆有雄。

释义：六神——六神丸；喉症——喉症丸；紫金锭——紫金锭，

追风——追风丸；三品——三品。

### 考点 88：

含朱砂、轻粉、红粉的中成药：朱砂安神丸、天王补心丸、人参再造丸、安宫牛黄丸、磁朱丸、抱龙丸、牛黄抱龙丸、牛黄清心丸、牛黄千金散、苏合香丸、紫金锭（散）、紫雪散、更衣丸、梅花点舌丸、复方芦荟胶囊、牛黄镇惊丸、安脑丸等。

口诀：抱龙倾心千金苏合香，紫雪更衣梅花树下再见，携芦荟镇惊安神。

释义：抱龙——抱龙丸、牛黄抱龙丸；倾心——牛黄清心丸；千金——牛黄千金散；苏合香——苏合香丸；紫——紫金锭（散）；雪——紫雪散；更衣——更衣丸；梅花——梅花点舌丸；再见——人参再造丸；芦荟——复方芦荟胶囊；镇惊——牛黄镇惊丸；安神——安脑丸。

# 02 关键词

扫码开课

## （一）常用的古文献典籍

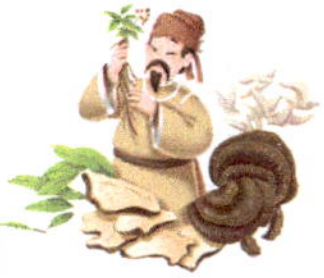

| 关键词 | 秒选 |
| --- | --- |
| 我国最早的一部中医典籍 | 《黄帝内经》 |
| 我国最早的本草学专著 | 《神农本草经》 |
| 我国第一部官修药典 | 《新修本草》 |
| 我国第一部药典性本草 | |
| 世界上第一部药典 | |
| 宋代官府颁布，我国第一部成药药典 | 《太平惠民和剂局方》 |
| 我国第一部急症手册 | 《肘后备急方》 |
| 首重医德，序例著有“大医习业”“大医精诚”两篇专论 | 《备急千金要方》 |
| 论病首重妇婴病的防治与护理 | |

## （二）藏象总结

| 关键词 | 秒选 | 关键词 | 秒选 |
| --- | --- | --- | --- |
| 先天之本 | 肾 | 刚脏、血海 | 肝 |
| 后天之本 | 脾 | 主血脉 | 心 |
| 娇脏 | 肺 | 统血 | 脾 |

| | | | |
|---|---|---|---|
| 朝百脉 | 肺 | 主水 | 肾 |
| 藏血 | 肝 | 主液 | 小肠 |
| 通调水道 | 肺 | 主津 | 大肠 |

## （三）四诊

| 关键词 | 秒选 |
|---|---|
| 明亮有神，神志清楚 | 有神 |
| 循衣摸床，撮空理线 | 失神 |
| 原来……突然…… | 假神 |
| 表情淡漠，哭笑无常 | 癫病 |
| 登高而歌，呼号怒骂 | 狂病 |
| 突然跌仆，四肢抽动 | 痫病 |
| 瘦薄舌：色淡 | 气血两虚 |
| 瘦薄舌：舌红绛且干 | 阴虚火旺，津液耗伤 |
| 裂纹舌：舌质红绛 | 热盛津伤，阴精亏损 |
| 裂纹舌：舌色淡白 | 血虚不润 |
| 芒刺舌：芒刺干燥 | 热邪亢盛 |
| 齿痕舌：淡白而湿润 | 脾虚寒湿内盛 |
| 神识昏糊，胡言乱语，声高有力 | 谵语 |
| 神志不清，语言重复，声音低弱 | 郑声 |
| 言语粗鲁，狂妄叫骂 | 狂言 |
| 喃喃自语，见人则止 | 独语 |
| 但热不寒 | 热证 |

| 关键词 | 秒选 |
|---|---|
| 恶寒发热并见 | 外感表证 |
| 寒热往来 | 半表半里证 |
| 高热不退，不恶寒反恶热 | 壮热 |
| 长期低热，劳倦则甚 | 气虚发热 |
| 午后发热，五心烦热 | 阴虚潮热 |
| 午后热甚，身热不扬 | 湿温潮热 |
| 腹满痛拒按，大便燥结，日晡阳明旺时热甚 | 阳明潮热 |
| 胀痛 | 气滞 |
| 刺痛 | 瘀血 |
| 重痛 | 湿滞 |
| 浮脉 | 表证 |
| 数脉 | 热证 |
| 沉脉 | 里证 |
| 滑脉 | 痰饮、食滞、实热 |
| 涩脉 | 气滞、血瘀、精伤、血少 |
| 弦脉 | 肝胆病、痛证、痰饮 |
| 自汗 | 气虚 |
| 盗汗 | 阴虚 |

## （四）常见病的辨证

| 关键词 | 秒选 |
| --- | --- |
| 咳嗽声重，流清涕，咽痒，脉浮或浮紧 | 咳嗽——风寒袭肺 |
| 咳嗽频剧，鼻流黄涕，喉燥咽痛，苔薄黄，脉浮数 | 咳嗽——风热犯肺 |
| 干咳，咽干而痛，唇鼻干燥，口干，脉浮数 | 咳嗽——风燥伤肺 |
| 咳嗽反复发作，痰多易咳，舌苔白腻，脉滑 | 咳嗽——痰湿蕴肺 |
| 咳嗽，痰多，质黏稠色黄，舌红，苔黄腻，脉滑数 | 咳嗽——痰热郁肺 |
| 咳嗽日久，五心烦热，颧红，舌红，苔少，脉细数 | 咳嗽——肺阴亏耗 |
| 心悸气短，纳呆食少，倦怠乏力，面色无华 | 心悸——心脾两虚 |
| 心悸易惊，五心烦热，盗汗，舌红，苔少，脉细数 | 心悸——阴虚火旺 |
| 心悸不安，胸闷气短，动则尤甚，形寒肢冷 | 心悸——心阳不振 |
| 心悸不安，痛如针刺，唇甲青紫，舌紫暗有瘀斑 | 心悸——瘀阻心脉 |
| 胸痛隐隐，遇劳则发，神疲乏力，气短懒言，舌色淡暗 | 胸痹——气虚血瘀 |

| 关键词 | 秒选 |
| --- | --- |
| 心胸疼痛，可因暴怒加重，舌质紫暗，有瘀斑，脉弦 | 胸痹——气滞血瘀 |
| 心胸隐痛，心悸气短，动则益甚，失眠多梦，舌红 | 胸痹——气阴两虚 |
| 胸闷重而心痛微，痰多气短，形体肥胖，苔浊腻，脉滑 | 胸痹——痰浊闭阻 |
| 猝然心痛如绞，骤冷或骤感风寒而加重，形寒，手足不温 | 胸痹——寒凝心脉 |
| 泄泻清稀，甚至如水样，苔白腻，脉濡 | 泄泻——寒湿内盛 |
| 泄泻腹痛，肛门灼热，舌红，苔黄腻，脉滑数 | 泄泻——湿热伤中 |
| 腹痛肠鸣，泻下粪便臭如败卵，嗳腐吞酸 | 泄泻——食滞肠胃 |
| 素有胸胁胀闷，每因抑郁恼怒或情绪紧张之时，发生腹痛而泻，攻窜作痛，矢气频作 | 泄泻——肝气乘脾 |
| 头痛时作，拘急收紧感，脉浮紧 | 头痛——风寒头痛 |
| 头痛而胀，口渴欲饮，舌尖红，苔黄，脉浮数 | 头痛——风热头痛 |
| 头昏胀痛，心烦易怒，舌红，苔黄，脉弦数 | 头痛——肝阳头痛 |
| 头痛隐隐，面色少华，舌质淡 | 头痛——血虚头痛 |

| 关键词 | 秒选 |
| --- | --- |
| 头痛，痛处固定不移，刺痛，舌紫暗，有瘀斑 | 头痛——瘀血头痛 |
| 眩晕，遇烦恼郁怒而加重，舌红，苔黄，脉弦数 | 眩晕——肝阳上亢 |
| 眩晕，动则加剧，面色苍白，神疲乏力，倦怠懒言，唇甲不华（修订） | 眩晕——气血两虚 |
| 眩晕久发不已，精神萎靡，两目干涩，视力减退，耳鸣，腰膝酸软 | 眩晕——肾精不足 |
| 突然偏身麻木，肌肤不仁，言语不利，舌强语謇，脉浮数 | 中风——风痰入络 |
| 平素头晕头痛，突然发生口眼㖞斜，舌质红，苔黄，脉弦 | 中风——风阳上扰 |
| 肢体偏枯不用，肢软无力，舌质淡紫或有瘀斑 | 中风——气虚血瘀 |
| 小便频数短涩，灼热刺痛，尿色黄赤，大便秘结，苔黄腻，脉滑数 | 淋证——热淋 |
| 尿中夹有砂石，排尿突然中断 | 淋证——石淋 |
| 小便热涩刺痛，尿色深红 | 淋证——血淋 |
| 郁怒之后，小便涩滞，脉弦 | 淋证——气淋 |
| 小便浑浊，尿色乳白或如米泔水 | 淋证——膏淋 |
| 小便不甚赤涩，遇劳则发，腰膝酸软，神疲乏力 | 淋证——劳淋 |

| 关键词 | 秒选 |
| --- | --- |
| 小便点滴不通，口苦口黏，舌质红，苔黄腻，脉数 | 癃闭——膀胱湿热 |
| 小便点滴而下，舌质紫暗或有瘀斑，苔黄腻，脉涩 | 癃闭——浊瘀阻塞（修订） |
| 小便不通或点滴不爽，腰膝冷而酸软无力 | 癃闭——肾阳衰惫 |
| 眼睑浮肿，来势迅速 + 恶寒发热，脉浮 | 水肿——风水相搏 |
| 全身水肿，下肢明显，身体困重，苔白腻 | 水肿——水湿浸渍 |
| 遍体浮肿，烦热口渴，舌红，苔黄腻，脉濡数 | 水肿——湿热壅盛证 |
| 身肿日久，脘腹胀闷，纳减便溏，神疲乏力 | 水肿——脾阳虚衰 |
| 水肿反复消长不已，腰酸冷痛，怯寒神疲 | 水肿——肾阳衰微 |
| 胁肋隐痛，悠悠不休，遇劳加重 | 胁痛——肝络失养 |
| 胁肋重着疼痛，口苦口黏，舌红，苔黄腻，脉弦滑数 | 胁痛——肝胆湿热 |
| 胁肋胀痛，走窜不定，嗳气频作，脉弦 | 胁痛——肝郁气滞 |
| 颜面、胸背皮肤油腻，舌质红，苔黄腻，脉滑数 | 粉刺——胃肠湿热 |

| 关键词 | 秒选 |
| --- | --- |
| 皮疹颜色暗红，舌质暗红，苔黄腻，脉弦滑 | 粉刺——痰湿瘀滞 |
| 风团色白，遇寒加重，得暖则减，脉浮紧 | 瘾疹——风寒束表 |
| 风团鲜红，灼热剧痒，遇热加剧，得冷则减，脉浮数 | 瘾疹——风热犯表 |
| 风团大片色红，恶心呕吐，神疲纳呆，脉弦滑数 | 瘾疹——胃肠湿热 |
| 风团反复发作，手足心热，舌红少津 | 瘾疹——血虚风燥 |
| 新增 皮肤潮红，灼热瘙痒无休，伴有心烦口渴，身热不扬，大便干，小便短赤 | 新增 湿疮——湿热蕴肤 |
| 新增 发病较缓，皮损潮红，纳少，腹胀便溏。舌淡胖，苔白腻，脉濡缓 | 新增 湿疮——脾虚湿蕴 |
| 新增 病程久，反复发作，皮损色暗或粗糙肥厚，巨痒难忍，遇热或肥皂水洗后瘙痒加重 | 新增 湿疮——血虚风燥 |
| 月经周期延后，腰膝酸软，头晕耳鸣 | 月经后期——肾虚证 |
| 月经周期延后，经色淡红，皮肤不润，面色苍白或萎黄 | 月经后期——血虚证 |
| 月经周期延后，小腹胀痛，精神抑郁，胸胁乳房胀痛，脉弦 | 月经后期——气滞证 |

| 关键词 | 秒选 |
| --- | --- |
| 月经周期延后，头晕体胖，胸闷恶心，口腻多痰，苔白腻，脉滑 | 月经后期——痰湿证 |
| 月经周期延后，喜暖喜按，小便清长，大便稀溏 | 新增 月经后期——血寒 新增 |
| 经行或先或后，腰骶酸痛，头晕耳鸣 | 月经先后无定期——肾虚证 |
| 经来先后无定，胸胁乳房胀痛，脘闷不舒，时叹息 | 月经先后无定期——肝郁证 |
| 经来先后无定，纳呆食少，神倦乏力 | 月经先后无定期——脾虚证 |
| 不思乳食，嗳腐酸馊，大便酸臭，苔腻，脉滑，指纹紫滞 | 积滞——乳食内积 |
| 不思乳食，脘腹胀满，手足心热，舌质红，苔黄腻，脉滑数 | 新增 积滞——食积化热 新增 |
| 面色萎黄，神疲肢倦，大便酸腥，苔白腻，脉细滑，指纹淡滞 | 积滞——脾虚夹积 |
| 反复外感，鼻塞流涕，咳嗽，动则汗出，少气懒言，食少纳呆 | 新增 反复呼吸道感染——肺脾气虚 新增 |
| 反复外感，手足心热或低热盗汗，口干，神疲乏力，大便偏干 | 新增 反复呼吸道感染——气阴两虚 新增 |
| 反复外感，咽部微红，口舌易生疮，大便干，舌质红，苔黄 | 新增 反复呼吸道感染——肺胃实热 新增 |

# 03 一句话考点

扫码开课

**考点 1：**

“症”是疾病的外在表现。

**考点 2：**

“证”是机体在疾病发展过程中某一阶段的病机概括。

**考点 3：**

“病”是疾病的简称。

**考点 4：**

上午与下午相对而言，上午为阳中之阳，下午为阳中之阴。

**考点 5：**

前半夜与后半夜相对而言：前半夜为阴中之阴；后半夜为阴中之阳。

**考点 6：**

根据五行相生规律确定的治法：滋水涵木法、培土生金法、金水相生法、益火补土法。

**考点 7：**

根据五行相克规律确定的治法：抑木扶土法、培土制水法、佐金平木法、泻南补北法。

**考点 8：**

木旺乘土或土虚木乘之证，宜采用的治法为抑木扶土法。

**考点 9：**

脾虚不运、水湿泛溢而致水肿胀满之证，宜采用的治法为培土制水法。

**考点 10：**

肺阴不足，肝火上逆犯肺之证，宜采用的治法为佐金平木法。

**考点 11：**

①“气血生化之源”是脾。②“五脏六腑之大主”是心。

**考点 12：**

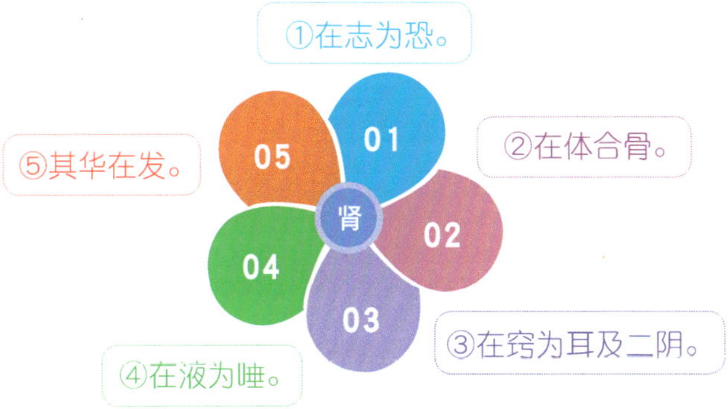

## 考点 13：

肝

①在志为怒。

②在体合筋。

③在窍为目。

④在液为泪。

⑤其华在爪。

## 考点 14：

心

01 ①在志为喜。

02 ②在体合脉。

03 ③在窍为舌。

04 ④在液为汗。

05 ⑤其华在面。

## 考点 15：

脾

思 ①在志为思。

肌 ②在体合肌肉，主四肢。

口 ③在窍为口。

涎 ④在液为涎。

唇 ⑤其华在唇。

### 考点 16：

肺与肾的关系主要表现在呼吸运动、津液代谢、阴液互滋 3 个方面。

### 考点 17：

肺与肝的关系主要表现在气机的调节。

### 考点 18：

心与脾的关系主要表现在血液的生成和运行。

### 考点 19：

“水火既济”是指心与肾的关系。

### 考点 20：

肝主疏泄，调畅全身气机功能：具体体现在调畅情志、协调脾胃升降、促进胆汁生成与排泄、促进血液运行和津液代谢、调畅排精行经。

### 考点 21：

人体生命活动的原动力是元气。

### 考点 22：

推动和促进人体生长发育的是元气。

### 考点 23：

卫气的生理功能：

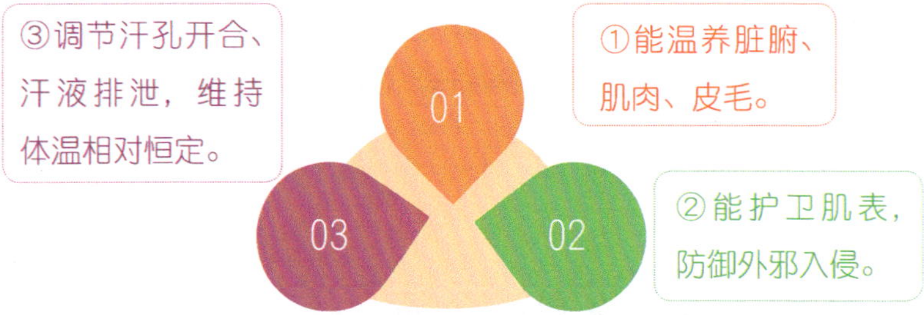


**考点 24：**

人体的生长发育、血液的循行依赖气的推动作用。

**考点 25：**

维持人体体温恒定依赖气的温煦作用。

**考点 26：**

护卫肌表，防止外邪侵入依赖气的防御作用。

**考点 27：**

维持血液在脉管内循行，防止血液逸出脉外依赖气的固摄作用。

**考点 28：**

偏阳质：平素畏热喜冷、体温略偏高、喜动好强、性格外向。

**考点 29：**

偏阴质：平素畏寒喜热、手足不温、喜静少动、性格内向。

**考点 30：**

偏阳质者对风、暑、燥、热等阳邪具有易感性。

**考点 31：**

偏阴质者对寒、湿等阴邪具有易感性。

**考点 32：**

湿邪阻遏气机：胸闷脘痞、小便短涩、大便不爽。

**考点 33：**

寒邪凝滞，主痛：全身关节肌肉疼痛较剧烈，阴雨天加重。

**考点 34：**

燥邪的致病特点：干涩、易伤津液、易伤肺。

**考点 35：**

火邪的致病特点：易伤津耗气、易生风动血、易发肿疡。

**考点 36：**

七情内伤直接伤及内脏：即怒伤肝、喜伤心、思伤脾、悲忧伤肺、惊恐伤肾。

**考点 37：**

情志所伤，主要影响脏腑气机。主要的病变变化是：怒则气上、喜则气缓、思则气结、悲则气消、恐则气下、惊则气乱。

**考点 38：**

瘀血形成原因：①气虚；②气滞；③血寒；④血热；⑤内外伤等。

**考点 39：**

瘀血的致病特点：

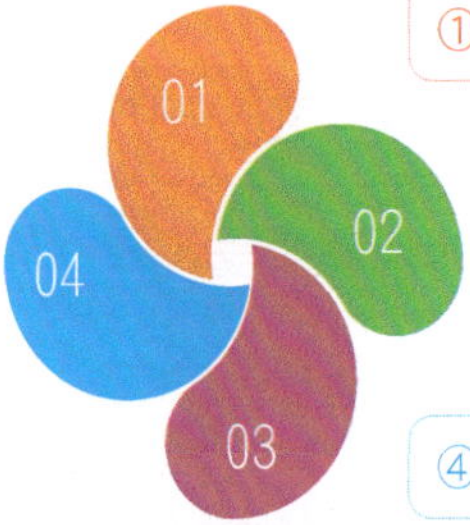


①疼痛（刺痛，固定不移，夜间痛甚）。

②肿块（青紫肿胀，癥积痞块，固定不移）。

③出血（紫暗色，伴血块，面色黧黑，肌肤甲错，唇甲青紫）。

④舌脉（舌色紫暗或有瘀斑、瘀点，脉细涩、沉弦或结代）。

**考点 40：**

①正气不足是发病的内在依据；②邪气是发病的重要条件；③邪正相搏胜负决定发病与否。

**考点 41：**

真实假虚证，又称大实有羸状，如热结肠胃。

**考点 42：**

真虚假实证，又称至虚有盛候，如脾虚腹胀、气虚便秘。

**考点 43：**

亡阳的临床表现多见：冷汗淋漓、肌肤手足逆冷、神情淡漠、精神疲惫，甚则昏迷、脉微欲绝。

**考点 44：**

亡阴的临床表现多见：汗出不止、汗热而黏、喘渴烦躁、手足温热，或昏迷谵妄、身体干瘪、目眶深陷、皮肤皱褶、脉疾躁无力。

**考点 45：**

牙齿干燥，多是胃热炽盛、津液大伤。

## 考点 46：

牙齿干燥如枯骨，多为肾精枯竭。

## 考点 47：

肾虚可见齿稀根露。

## 考点 48：

血虚可见牙龈淡白。

## 考点 49：

胃火上炎可见齿龈红肿。

## 考点 50：

①淡白舌主虚寒证；②红舌主热证。

## 考点 51：

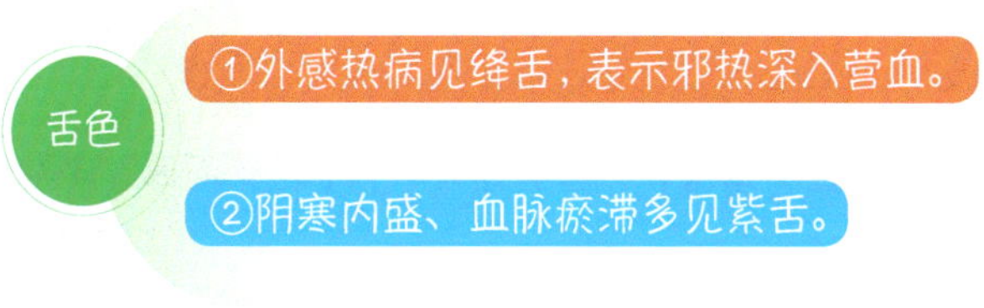


## 考点 52：

强硬舌为热入心包、痰浊内阻，或高热伤津、邪热炽盛，或见于中风征兆。

## 考点 53：

痿软舌见于气血虚极或阴亏已极。

**考点 54：**

颤动舌见于久病气血两虚，或阳气虚弱，或热极生风、虚风内动。

**考点 55：**

吐弄舌见于心脾有热。

**考点 56：**

㖞斜舌见于中风或中风先兆。

**考点 57：**

短缩舌见于寒凝筋脉，或痰浊内阻，或热病津伤。

**考点 58：**

腻苔：舌面浊而滑腻的苔垢，颗粒细腻致密，多见于食积、痰饮、湿浊等病者舌象。

**考点 59：**

腐苔：舌面豆腐渣堆积，苔质颗粒较大，松软而厚，常见于食积、痰浊等病者舌象苔。

**考点 60：**

光剥舌（镜面舌）：舌面光洁如镜—胃阴枯竭、胃气大伤。

**考点 61：**

花剥舌：舌苔剥落不全，剥脱处光滑无苔—胃的气阴两伤。

**考点 62：**

血瘀证的辨证要点：痛如针刺，痛有定处、肿块、拒按，唇舌爪甲紫暗，脉涩等。

**考点 63：**

血热证的辨证要点是出血和全身热象。

**考点 64：**

心病—心悸、心烦、失眠健忘。

**考点 65：**

肺病—咳、喘（肺失宣降所致）。

**考点 66：**

肝病—目、情志变化（叹息、太息、怒）。

**考点 67：**

脾病—腹胀便溏、纳呆食少。

**考点 68：**

肾病—腰膝酸软、生长发育、生殖异常、呼多吸少。

**考点 69：**

胃病—嘈杂吞酸、胃脘不适、呕吐。

**考点 70：**

肾阳虚：形寒肢冷 + 气虚 + 腰膝酸软。

**考点 71：**

肾阴虚：五心烦热 + 腰膝酸痛。

### 考点 72：

肾气不固：腰脊酸软 + 遗精、遗尿等。

### 考点 73：

肾不纳气：喘促 + 呼多吸少。

### 考点 74：

心气虚证的临床表现：心悸气短 + 体倦乏力 + 脉虚。

### 考点 75：

心阳虚证的临床表现：心悸 + 气短 + 形寒肢冷 + 脉细弱 / 结代。

### 考点 76：

心血虚的临床表现：心悸 + 面色不华、唇舌色淡 + 脉细弱。

### 考点 77：

心阴虚的临床表现：心悸 + 五心烦热 + 舌红少津，脉细数。

### 考点 78：

心血瘀阻的临床表现：心前区刺痛 + 青紫 + 舌暗红，脉涩。

### 考点 79：

脾失健运的临床表现：脾气虚 + 食后作胀 / 肢体浮肿。

### 考点 80：

脾虚下陷的临床表现：脾气虚 + 内脏下垂（子宫脱垂、脱肛、胃下垂）。

### 考点 81：

脾不统血的临床表现：脾气虚（饮食减少，倦怠无力，气短）+出血。

### 考点 82：

脾阳虚的临床表现：脾失健运+寒象。

### 考点 83：

寒湿困脾的临床表现：腹胀便溏+头身困重+苔腻，脉迟缓而濡。

### 考点 84：

脾胃湿热的临床表现：面目皮肤发黄，鲜明如橘+身重+苔黄腻，脉濡数。

### 考点 85：

气滞血瘀的临床表现：胸胁胀满走窜疼痛；痞块，刺痛拒按；舌紫暗，有瘀斑。

★记忆：气滞血瘀=气滞+血瘀。

### 考点 86：

气血两虚的临床表现：少气懒言、乏力自汗、面色苍白、舌淡而嫩。

★记忆：气血两虚=气虚+血虚。

### 考点 87：

气不摄血的临床表现：出血的同时伴有气短、倦怠乏力、面色苍白。

★记忆：气不摄血＝气虚＋出血。

**考点 88：**

气随血脱的临床表现：大量出血；面色㿠白、四肢厥冷、大汗淋漓，甚至晕厥。

★记忆：气脱（大汗淋漓、四肢厥冷）＋大出血。

**考点 89：**

导致血清碱性磷酸酶（ALP）活性增高的情况有肝胆疾病、骨骼疾病等。

**考点 90：**

血清肌酐（Cr）和血清尿素氮（BUN）含量同时增加，表示肾功能已受到严重的损害。

**考点 91：**

淀粉酶（AMY）活性增高最常见于急性胰腺炎。

**考点 92：**

血清肌酸激酶（CK）是早期诊断急性心肌梗死的灵敏指标之一。

**考点 93：**

诊断心肌坏死最特异和敏感的首选标志物是肌钙蛋白（cTn）。

**考点 94：**

导致动脉粥样硬化的基本因素是低密度脂蛋白（LDL）。

**考点 95：**

急则治标：

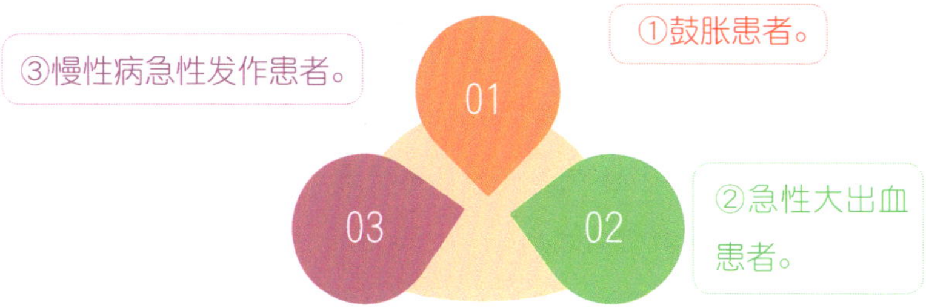


**考点 96:**

缓则治本：①肺痨咳嗽；②治疗热病后期，阴伤液亏，应养胃滋肾。

**考点 97:**

正虚邪实的病证应采用的治则是扶正与祛邪兼用。

**考点 98:**

瘀血所致的崩漏证应采用的治则是先祛邪后扶正。

**考点 99:**

正虚邪实，以正虚为主的病证，如某些虫积患者，应采用的治则是先扶正后祛邪。

**考点 100:**

咳嗽属风寒袭肺证，方剂是三拗汤合止嗽散，中成药有通宣理肺丸、风寒咳嗽丸、杏苏止咳糖浆、三拗片。

**考点 101:**

咳嗽属痰湿蕴肺证，方剂是二陈平胃散合三子养亲汤。

**考点 102:**

咳嗽属肺阴亏耗证，方剂是沙参麦冬汤，中成药有养阴清肺膏、百合固金丸、二冬膏。

**考点 103：**

咳嗽属痰热郁肺证，方剂是清金化痰汤，中成药有清肺化痰丸、清肺抑火丸、复方鲜竹沥液。

**考点 104：**

风寒束表，水饮内停所致喘证，治宜选用的中成药是小青龙胶囊。

**考点 105：**

肾不纳气所致喘证，治宜选用的中成药是补金片。

记忆：补金片记忆成补肾片。

**考点 106：**

内热咳喘、虚喘者，以及高血压、青光眼者慎用小青龙胶囊、风寒咳嗽颗粒；运动员禁用风寒咳嗽颗粒、小青龙胶囊、清肺消炎丸。

**考点 107：**

痰浊阻肺所致喘证，方剂是二陈汤合三子养亲汤。

记忆：痰湿找二陈。

**考点 108：**

痰热壅肺所致喘证，宜选用的基础方剂是桑白皮汤。

**考点 109：**

痰浊阻肺所致肺胀：症见痰多色白 + 苔腻，脉滑。

**考点 110：**

痰热郁肺所致肺胀：症见咳逆，目胀睛突 + 苔黄腻，脉滑数。

### 考点 111：

肺胀属痰热郁肺证：选用的中成药有止咳平喘糖浆、清肺消炎丸，二药均含有麻黄，高血压、青光眼、心功能不全者慎用。

### 考点 112：

痰浊阻肺所致肺胀选用的方剂：苏子降气汤合三子养亲汤。

### 考点 113：

痰热郁肺所致肺胀选用的方剂：越婢加半夏汤或桑白皮汤。

### 考点 114：

不寐属肝火扰心证：治当清肝泻火，镇心安神，基础方剂是龙胆泻肝汤，中成药有泻肝安神丸、复方罗布麻颗粒。

### 考点 115：

不寐属心肾不交证：治当滋阴降火，交通心肾，选用的方剂是六味地黄丸合交泰丸。

### 考点 116：

不寐——心胆气虚证：虚烦不眠＋胆怯心悸＋倦怠乏力，气短自汗。治当益气镇惊，安神定志，中成药是柏子养心丸、安神温胆丸。

### 考点 117：

修订

胃痛属肝气犯胃证：胃脘疼痛，痛连两肋＋嗳气＋太息＋脉弦。

### 考点 118：

胃痛属饮食伤胃证：胀满拒按＋嗳腐恶食＋吐不消化食物。

### 考点 119：

胃痛属湿热中阻证：胃脘疼痛，脘闷灼热，痛势急迫。

### 考点 120：

胃

- ①胃痛属饮食伤胃证 方剂是保和丸。
- ②胃痛属肝气犯胃证 方剂是柴胡疏肝散。
- ③胃痛属湿热中阻证 方剂是清中汤。

### 考点 121：

便秘属热秘：大便干结＋面红心烦＋身热＋小便短赤，选用的中成药有麻仁胶囊、麻仁润肠丸、麻仁滋脾丸、通幽润燥丸、清泻丸、新复方芦荟胶囊。修订

### 考点 122：

便秘属气秘（气虚便秘）：腹中胀痛，嗳气频作＋脉弦。选用的中成药有四磨汤口服液、厚朴排气合剂。

### 考点 123：

便秘属虚秘（气虚便秘）：气虚（无力、懒言、自汗）＋脉弱，宜选用的中成药有芪蓉润肠口服液、苁蓉通便口服液、便秘通、便通胶囊。

### 考点 124：

①风寒头痛，选用的方剂是川芎茶调散；②风热头痛，选用的方剂是芎芷石膏汤。

### 考点 125：

头痛属风寒头痛：宜选用的中成药有川芎茶调颗粒、天麻头痛片、都梁软胶囊。

### 考点 126：

头痛属风热头痛：宜选用的中成药有清眩片、芎菊上清丸。

### 考点 127：

眩晕属气血亏虚证：治法是补益气血、调养心脾，宜选用的方剂是归脾汤，宜选用的中成药有归脾丸、益中生血片、参茸阿胶。

### 考点 128：

眩晕

- ①痰湿中阻证 宜选用的方剂是半夏白术天麻汤。
- ②肾精不足证 宜选用的方剂是左归丸。

### 考点 129：

中风属风痰入络证：宜选用的方剂是真方白丸子，宜选用的中成药有大活络丸、再造丸、豨蛭络达胶囊。

### 考点 130：

中风属风阳上扰证：治当平肝潜阳、活血通络，宜选用的方剂是天麻钩藤饮，宜选用的中成药有松龄血脉康胶囊、心脑静片、全天麻胶囊。

### 考点 131：

修订

癃闭属浊瘀阻塞证：宜选用的方剂是代抵当汤，宜选用的中成药有癃清片、前列通片、前列通瘀胶囊、癃闭舒胶囊。

## 考点 132：

癃闭属胱湿热证：宜选用的方剂是八正散，宜选用的中成药有八正合剂、清淋颗粒。

## 考点 133：

水肿风水相搏证：宜选用的方剂是越婢加术汤。

## 考点 134：

水肿水湿浸渍证：宜选用的方剂是五皮散合胃苓汤。

## 考点 135：

虚劳属血虚证：宜选用的方剂是四物汤。

## 考点 136：

虚劳属气虚证：宜选用的方剂是四君子汤。

## 考点 137：

虚劳属阴虚证：宜选用的方剂是沙参麦冬汤。

## 考点 138：

虚劳属阳虚证：宜选用的方剂是附子理中丸。

## 考点 139：

汗证属心血不足证：宜选用的中成药有归脾丸、健脾生血颗粒、参茸卫生丸。

**考点 140：**

内伤发热属气郁发热证：宜选用的方剂是丹栀逍遥散。

**考点 141：**

内伤发热属血瘀发热证：选用的方剂是血府逐瘀汤。

**考点 142：**

内伤发热属阴虚发热证：选用的方剂是清骨散。

**考点 143：**

胁痛属肝郁气滞证：宜选用的中成药有柴胡舒肝丸、四逆散、舒肝止痛丸。

**考点 144：**

积聚属肝气郁结证：宜选用的方剂是逍遥散合木香顺气散，宜选用的中成药有逍遥丸、木香顺气丸、宽胸舒气化滞丸。

**考点 145：**

痛痹宜选用的方剂是乌头汤。

**考点 146：**

行痹宜选用的方剂是防风汤，宜选用的中成药有九味羌活丸。

**考点 147：**

瘀血腰痛：宜选用的方剂是身痛逐瘀汤。

**考点 148：**

寒湿腰痛：宜选用的方剂是甘姜苓术汤。

**考点 149：**

阳暑：宜选用的方剂是白虎汤，宜选用的中成药有清暑解毒颗粒、暑热感冒颗粒。

**考点 150：**

阴暑：宜选用的方剂是香薷饮，宜选用的中成药有暑湿感冒颗粒、暑症片、藿香正气水。

**考点 151：**

修订

暑热浸淫所致疖：治法是清热化湿解毒，方剂是清暑汤。

**考点 152：**

热毒蕴结所致疖：方剂是五味消毒饮，中成药有连翘败毒丸、芩连片、清热暗疮片。修订

**考点 153：**

乳癖属肝郁痰凝证：中成药有乳核散结片、乳疾灵颗粒、乳康片。

**考点 154：**

乳癖属冲任失调证：中成药有乳增宁胶囊。

**考点 155：**

粉刺属肺经风热证：方剂是枇杷清肺饮。

## 考点 156：

粉刺属胃肠湿热证：方剂是茵陈蒿汤。

## 考点 157：

粉刺属痰湿瘀滞证：方剂是二陈汤合桃红四物汤。

## 考点 158：

瘾疹
- ①风寒束表证 方剂是桂枝麻黄各半汤。
- ②风热犯表证 方剂是消风散。
- ③胃肠湿热证 方剂是防风通圣散。

## 考点 159：

瘾疹属风寒束表证：中成药有荆防颗粒、肤痒颗粒。

## 考点 160：

瘾疹属风热犯表证：中成药是消风止痒颗粒、荆肤止痒颗粒、皮敏消胶囊。

## 考点 161：

新增

湿疮：

①湿热蕴肤证：龙胆泻肝汤、龙胆泻肝丸、消风止痒颗粒。新增

②脾虚湿蕴证：除湿胃苓汤、参苓白术散。新增

③血虚风燥证：当归饮子、润燥止痒胶囊。新增

## 考点 162：

白疕：新增

①血热内蕴：犀角地黄汤、消银颗粒、复方青黛胶囊。新增

②血虚风燥：当归饮、消银颗粒。新增

③湿毒蕴积：萆薢渗湿汤、银屑灵。新增

④风寒湿痹：独活寄生汤、桂枝芍药知母汤、独活寄生合剂。新增

## 考点 163：

蛇串疮：新增

①肝经湿热方剂是龙胆泻肝汤。新增

②脾虚内蕴方剂是除湿胃苓汤。新增

③气滞血瘀方剂是桃红四物汤。新增

## 考点 164：

阳痿属惊恐伤肾证：宜选用的方剂是启阳娱心丹。

## 考点 165：

阳痿属惊恐伤肾证：宜选用的中成药有滋肾宁神口服液、补肾安神口服液。

## 考点 166：

阳痿属肝气郁结证：宜选用的中成药是疏肝益阳胶囊。

## 考点 167：

跌打损伤

①气滞血瘀证 选用的中成药是：活血止痛散、舒筋活血定痛散、跌打片、腰痛片。

②瘀血阻络证 选用的中成药是：伸筋丹胶囊、沈阳红药、愈伤灵胶囊。

## 考点 168：

月经先期：

①脾气虚证，宜选用的方剂是补中益气汤或归脾汤。

②肝郁血热证，宜选用的方剂是丹栀逍遥散，宜选用的中成药是丹栀逍遥丸。

③阴虚血热证，宜选用方剂是两地汤，中成药是固经丸、安坤颗粒、归芍地黄丸。新增

## 考点 169：

月经后期：

①肾虚证：方剂是归肾丸，中成药有春血安胶囊、天紫红女金胶囊。

②气滞证：方剂是乌药汤，中成药有益母丸、得生丸、调经丸、调经活血片。

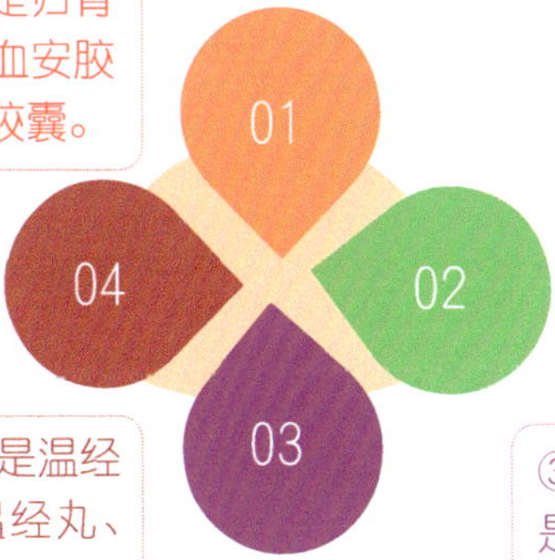


③痰湿证：方剂是芎归二陈汤，中成药是二陈丸。

新增

④血寒证：方剂是温经汤，中成药是温经丸、艾附暖宫丸。

## 考点 170：

月经先后无定期

①肾虚→腰骶酸痛，方剂是固阴煎，中成药是鹿胎胶囊。

②肝郁→胁痛、叹息，方剂是逍遥散，中成药是香附丸、妇科调经片、妇科十味片。

③脾虚→纳呆食少，方剂是归脾汤，中成药是归脾丸、薯蓣丸。

## 考点 171：

月经过少：

①血虚证→色淡质稀，面色萎黄，舌淡红。修订

→方剂：滋血汤。

→中成药：驴胶补血颗粒、八珍益母丸、十二乌鸡白凤丸、养血当归糖浆。

②肾虚→腰骶酸软。

→方剂：归肾丸。

→中成药：巴戟口服液、妇宁康片、调经促孕丸。

③血瘀证→经色暗红，舌紫暗，有瘀斑、瘀点。修订

→方剂：桃红四物汤。

→中成药：益母草颗粒、复方益母草膏、调经活血片、加味八珍益母膏。

④痰湿证→形体肥胖，腻苔，滑脉。

→方剂：六君子加归芎汤。

→中成药：益母丸合二陈丸。

## 考点 172：

月经过多：

①气虚证→神疲肢倦，气短懒言。

→方剂：举元煎合安冲汤。

→中成药：八珍颗粒、十全大补丸、当归丸、益气养元颗粒。新增

②血热证→经色鲜红或深红，舌红绛。

→方剂：保阴煎。

→中成药：宫血宁胶囊、断血流片、止血灵胶囊。

③血瘀证→舌紫暗，瘀斑、瘀点，脉涩。

→方剂：失笑散。

→中成药：宫血停颗粒、坤宁口服液、宫宁颗粒。

## 考点 173：

痛经：

①气滞血瘀→小腹胀痛，舌质紫暗有瘀斑。

→方剂：膈下逐瘀汤。

→中成药：益母丸、调经丸、元胡止痛片、舒尔经颗粒。

②寒凝血瘀→小腹冷痛，经色紫暗有块。

→方剂：少腹逐瘀汤。

→中成药：少腹逐瘀丸、温经丸、妇科万应膏。

③湿热蕴结→灼热胀痛，口干舌燥，小便黄赤，舌红，苔黄腻，脉滑数。修订

→方剂：当归芍药散。修订

→中成药：当归芍药颗粒、潮安胶囊。

## 考点 174：

崩漏：

①血热→经血突然爆崩如注，血色深红。修订

→方剂：清热固经汤。修订

→中成药：断血流胶囊、宫血宁胶囊、止血灵胶囊。修订

②瘀血阻络→舌质紫暗或尖边有瘀点，脉弦细或涩。

→方剂：逐瘀止血汤或将军斩关汤。

→中成药：茜芷胶囊、宫血停颗粒、四物胶囊。

③肾虚→小腹空坠，腰脊酸软。

→方剂：加减苁蓉菟丝丸。修订

→中成药：安坤赞育丸、春血安胶囊、妇科止血灵片。

## 考点 175：

积滞：

①乳食内积证。

→方剂：保和丸或消乳丸。

→中成药：保和丸、小儿消食片、大山楂丸、四磨汤口服液。

②脾虚夹积证。

→方剂：健脾丸。

→中成药：健胃消食片、小儿胃宝丸。

③食积化热。新增

→方剂：枳实导滞丸。新增

→中成药：小儿化食丸、一捻金（胶囊）、小儿七星茶口服液。新增

## 考点 176：

反复呼吸道感染：新增

①肺脾气虚。

★→方剂：玉屏风散。

★→中成药：玉屏风胶囊、黄芪精、龙牡壮骨颗粒。

②气阴两虚。

★→方剂：生脉散。

★→中成药：槐杞黄颗粒、荣心丸。

③肺胃实热。

★→方剂：凉膈散。

★→中成药：儿感清口服液、小儿豉翘清热颗粒。

## 考点177：

鼻渊：

①风热蕴肺→鼻塞，舌红，苔黄，脉浮数。

★→方剂：泻白散合辛夷清肺饮。

★→中成药：利鼻片、鼻渊通窍颗粒、鼻渊片、鼻舒适片。

②胆经郁热→脓涕量多，色黄或黄绿，烦躁易怒，脉弦数。

★→方剂：龙胆泻肝汤。

★→中成药：鼻渊舒胶囊、藿胆丸、胆香鼻炎片。

③肺气虚寒→稍遇风寒则鼻塞，气短乏力，咳嗽痰多。新增

★→方剂：温肺止流丹。新增

★→中成药：辛芩颗粒。新增

④脾虚湿困→头昏闷重胀，胸脘痞闷，纳呆食少。新增

★→方剂：甘露消毒丹。新增

★→中成药：甘露消毒丸。新增

**考点 178：**

口疮：

①心脾积热→口腔黏膜溃疡，口渴心烦，失眠，脉数有力。

→方剂：凉膈散。

修订

②脾肾阳虚→倦怠乏力，腰腹或少腹以下冷痛。

→方剂：附子理中丸合金匮肾气丸。

**考点 179：**

山茱萸的别名为山萸肉、杭山萸、枣皮。

**考点 180：**

大黄的别名为川军、生军、锦纹、将军。

**考点 181：**

千金子的别名为续随子。

**考点 182：**

天花粉的别名为栝楼根、瓜蒌根、花粉。

**考点 183：**

木蝴蝶的别名为玉蝴蝶、千张纸、云故纸、白故纸。

**考点 184：**

番木鳖的正名为马钱子。

**考点 185：**

大力子的正名为牛蒡子。

**考点 186：**

潼蒺藜的正名为沙苑子。

**考点 187：**

冰台的正名为艾叶。

**考点 188：**

益智的正名为龙眼肉。

**考点 189：**

省（醒）头草的正名为佩兰。

**考点 190：**

重楼的别名为七叶一枝花、蚤休、草河车。

**考点 191：**

益母草的别名为坤草、茺蔚、益明。

**考点 192：**

淡大芸的正名为肉苁蓉。

**考点 193：**

肉（玉）果的正名为肉豆蔻。

**考点 194：**

木棉的正名为杜仲。

**考点 195：**

接骨草、六汗的正名为续断。

**考点 196：**

破故纸的正名为补骨脂。

### 考点 197：

龙衣的正名为蛇蜕。

### 考点 198：

仙灵脾的正名为淫羊藿。

### 考点 199：

炒三仙是指炒山楂、炒麦芽、炒神曲。

### 考点 200：

焦三仙是指焦神曲、焦山楂、焦麦芽。

### 考点 201：

焦四仙是指焦三仙加焦槟榔。

### 考点 202：

质地较轻且用量较少的药物应放在斗架高层，如月季花、白梅花与佛手花、千年健、五加皮、络石藤等。

### 考点 203：

质地沉重和易于造成污染（如炭药）的药物多放在斗架较下层，如磁石、赭石与紫石英。

### 考点 204：

质地松泡且用量较大的药物多放在最底层的大药斗，如灯心草与通草、竹茹与丝瓜络、茵陈与金钱草。

### 考点 205：

麻黄与麻黄根属于同一植物来源，不同部位入药且功效不同的饮片，不能排列在一起。

### 考点 206：

阿魏、鸡矢藤为有恶劣气味的药物，不能与其他药物装于一个药斗。

### 考点 207：

熟地黄、青黛、玄明粉、生蒲黄等宜放在加盖的瓷罐中。

### 考点 208：

药味调配操作：

一方多剂的处方应按“等量递减”“逐剂复戥”的原则；每剂的重量误差应控制在 ±5% 以内；毒性中药每次处方剂量不得超过 2 日极量，处方保存 2 年备查。

### 考点 209：

中药煎药：

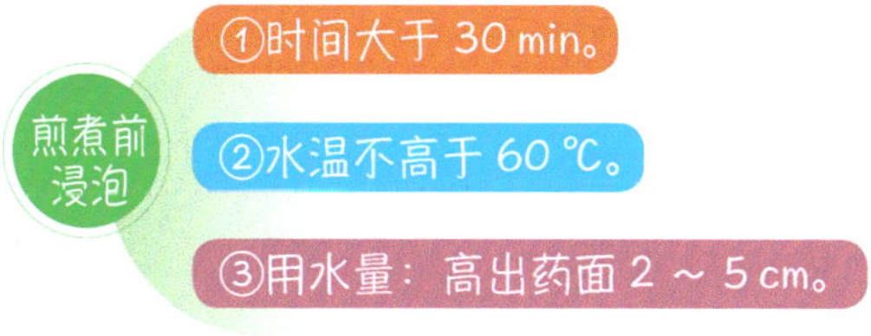


### 考点 210：

阴凉处——不超过 20 ℃的环境。

### 考点 211：

凉暗处——避光并不超过 20 ℃的环境。

### 考点 212：

冷处——2 ～ 10 ℃的环境。

### 考点 213：

常温——10 ～ 30 ℃的环境。

### 考点 214：

一般炮制品的绝对含水量应控制在 7% ～ 13% 之间，贮存环境的相对湿度应控制在 35% ～ 75% 之间。

### 考点 215：

室温在 20 ～ 35 ℃之间，相对湿度高于 75%，霉菌极易萌发为菌丝。

### 考点 216：

温度在 18 ～ 35 ℃之间，药材含水量在 13% 以上以及空气的相对湿度高于 70% 时，最利于常见害虫的繁殖、生长。

### 考点 217：

金银花配连翘为相须配伍。

### 考点 218：

枸杞子配菊花为相使配伍。

### 考点 219：

生姜与黄芩为相恶配伍。

### 考点 220：

生姜与半夏为相畏、相杀配伍。

### 考点 221：

“十八反”药物禁忌：含甘草中成药如橘红痰咳颗粒、镇咳宁胶囊、通宣理肺丸，不能与含海藻的内消瘰疬丸、心通口服液以及含甘遂的祛痰止咳颗粒等联用。

口诀：镇咳通红不去心内。

### 考点 222：

药物存在相互作用问题：更衣丸、磁朱丸、安宫牛黄丸等含较多朱砂，与内消瘰疬丸、消瘿五海丸等联用后会导致药源性肠炎、赤痢样大便。

### 考点 223：

中西药联用——影响分布：碱性中药如硼砂、红灵散、女金丹、痧气散等与氨基糖苷类抗生素如链霉素、庆大霉素、卡那霉素、阿米卡星等联用，会造成暂时性或永久性耳聋。

### 考点 224：

中西药联用——酶促反应：

①含乙醇的中药与苯巴比妥、苯妥英钠、二甲双胍、利福平。

②甘草、五味子与苯巴比妥、华法林。

③丹参制剂、银杏叶提取物与氯沙坦。

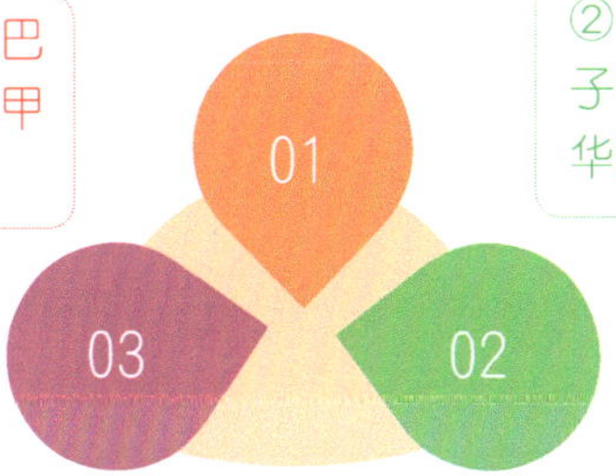

**考点 225：**

中西药联用——酶抑反应：含麻黄碱成分中成药大活络丸、千柏鼻炎片、蛤蚧定喘丸、通宣理肺丸与单胺氧化酶抑制药呋喃唑酮、异烟肼、丙卡巴肼、司来吉兰。

**考点 226：**

老年人阴虚者宜选用大补阴丸。

**考点 227：**

老年人阳虚者宜选用龟龄集。

**考点 228：**

老年人心脾两虚者宜选用人参归脾丸。

**考点 229：**

老年人肾阴虚者宜选用六味地黄丸。

**考点 230：**

雷公藤的不良反应：表现为血小板、白细胞、粒细胞数量减少及血红蛋白含量降低，再生障碍性贫血，男子精子数量减少，女子月经量减少、卵巢早衰等；儿童及育龄期有孕育要求者禁用雷公藤制剂。

**考点 231：**

苍耳子的不良反应：恶心呕吐，腹痛腹泻，严重者见黄疸、肝肿大、消化道出血等。

## 考点 232：

胆矾的不良反应：粪便多呈蓝绿色、口中有特殊金属味、黄疸等，首选的解毒剂为依地酸二钠。

## 考点 233：

壮骨关节丸的不良反应：胆汁淤积型肝炎。

## 考点 234：

克银丸的不良反应：肝损害、剥脱性皮炎。

## 考点 235：

白蚀丸的不良反应：肝损害。

## 考点 236：

鼻炎宁颗粒的不良反应：过敏性休克、皮疹、全身过敏反应。

## 考点 237：

复方青黛丸的严重不良反应：药物性肝损害、胃肠出血。

## 考点 238：

珍菊降压片的不良反应：低钾血症、低氯血症、低钠血症等。

## 考点 239：

感冒通片的不良反应：全身皮肤出现散在瘀斑、出血症状、过敏反应等。

## 考点 240：

修订

鱼腥草注射液的不良反应：严重过敏反应，表现为过敏性休克。

**考点 241：**

葛根素注射液的不良反应：黄疸、尿液可呈酱油色等。

**考点 242：**

蟾酥中毒表现：胸闷、心律失常，心电图显示房室传导阻滞，甚至心搏骤停而死亡等。

**考点 243：**

雄黄中毒表现：口腔咽喉干痛，口中有金属味，流涎，各种出血症状，严重时类似霍乱等。

**考点 244：**

朱砂、轻粉、红粉中毒的主要临床表现：恶心呕吐，口中有金属味，流涎，腹痛腹泻，口腔黏膜充血，牙龈肿胀溃烂等。

**考点 245：**

解救蟾酥、乌头类药物中毒，可注射阿托品。

**考点 246：**

解救朱砂、轻粉、红粉的中成药中毒：可用的药物是硫代硫酸钠、二巯基丙醇类。

**考点 247：**

解救雄黄中毒：可用的药物是二巯基丙醇类。

做好笔记

做好笔记